容易抑郁的十几岁

进入青春期，要守护好自己的内心

〔韩〕杨坤城 —— 著

韩 晓 —— 译

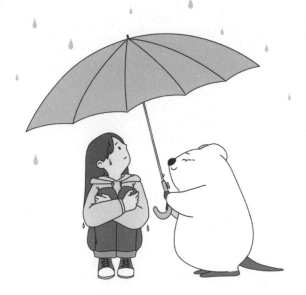

北京科学技术出版社

사춘기라 그런 게 아니라 우울해서 그런 거예요

(It's not because I'm a teenager, it's because I'm depressed)

Copyright © 2021 Yang gon sung

All rights reserved.

First published in Korean by PAMPAS Publishing Co.

Simplified Chinese Translation rights arranged by PAMPAS Publishing Co. through May Agency

Simplified Chinese Translation Copyright © 2023 by Beijing Science and Technology Publishing Co., Ltd.

著作权合同登记号　图字：01-2023-2583

图书在版编目（CIP）数据

容易抑郁的十几岁 /（韩）杨坤城著；韩晓译. —北京：北京科学技术出版社，2023.12（2024.12重印
ISBN 978-7-5714-3081-8

Ⅰ . ①容… Ⅱ . ①杨… ②韩… Ⅲ . ①青少年–抑郁症–治疗 Ⅳ . ① R749.405

中国国家版本馆 CIP 数据核字 (2023) 第 104059 号

策划编辑：崔晓燕	**电　话**：0086-10-66135495（总编室）
责任编辑：吴佳慧	0086-10-66113227（发行部）
责任校对：贾　荣	**网　址**：www.bkydw.cn
图文制作：天露霖文化	**印　刷**：河北鑫兆源印刷有限公司
责任印制：张　良	**开　本**：850 mm × 1168 mm　1/32
出 版 人：曾庆宇	**字　数**：119千字
出版发行：北京科学技术出版社	**印　张**：6.5
社　址：北京西直门南大街16号	**版　次**：2023年12月第1版
邮政编码：100035	**印　次**：2024年12月第3次印刷
ISBN 978-7-5714-3081-8	

定　价：69.00元

京科版图书，版权所有，侵权必究。
京科版图书，印装差错，负责退换。

活着，是为了获得幸福

此刻，翻开本书的你，是否曾经一度饱受抑郁的困扰，或者现在正在与抑郁对抗？又或者，你是为了帮助陷入抑郁状态的朋友、家人才翻开了本书？当然，也许你只是出于好奇，偶然翻开了本书。

这是一本写给十几岁的孩子的书。我想对鼓起勇气翻开本书的十几岁的孩子说，不管你是出于惆怅、伤心、痛苦，还是出于其他原因翻开了本书，我都希望它能够安慰你受伤的心灵，给予你信心和勇气。成长难免经历挫折和痛苦，人都是这样长大的。每个人都有感到难过的时候，成年人偶尔还会像孩子一样大哭一场。

十几岁的时候，生活总是忙忙碌碌。你可能没有太多的时间抚慰自己受伤的心灵，也没有合适的契机蹲下来痛哭一场。所以，你可能总是一边忍受痛苦，一边咬牙坚持，并不断告诉自己"这就是现实"，但是……

没有比逃避现实生活中的痛苦更让人痛苦的了。

你活着的理由很简单，那就是为了获得幸福。虽然可能过去的痛苦折磨着你，现在所处的环境让你倍感疲惫，仿佛一切都在对你说"你活着得到的只有不幸"，但事实却是：

你是为了获得幸福而活着。

如果你一直被生活中的痛苦所折磨，那么从现在开始，和我一起为了获得幸福而活吧。当你坚信"我是为了获得幸福而活着"时，你就站在了通往幸福生活的起跑线上。这一信念将一路支撑着你到达终点。请坚定信念，毫不犹疑地前进。你会发现，曾经历尽艰辛走过的路和未来将要踏上的路都闪耀着幸福的光芒。

本书中的所有故事都来自真实案例。在阅读本书的过程中，你可能会看到和自己的经历相似的故事，比如因为对抑郁情绪难以启齿而感到痛苦的事。衷心希望本书能给你安慰，让你勇敢地朝着幸福迈进。

目　录

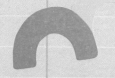

第一章

十几岁的孩子，
抑郁不是你的错

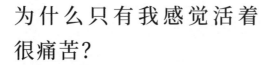

为什么只有我感觉活着很痛苦？

初三学生正贤的自述

不久前的一次考试，我考砸了。因为这件事，我最近都睡不好。这次考试很重要，虽然我已经尽力了，但成绩还是不理想。我对自己十分失望，怎么想都觉得自己是多余的，父母可能也是这么认为的。

同学们每天都笑呵呵的，而我每天都无精打采。我对电影、电视剧提不起任何兴致，对音乐也没什么特别的感觉。我跟同学们说我想消失，但同学们听了之后没有任何反应。可能因为我平时看起来很正常，所以听到我这么说，同学们觉得我是在开玩笑。但是，我真的很累！很痛苦！我到底怎么了？

读了正贤的自述，你是否产生了"这说的就是我"的想法呢？如果你有与正贤相似的感受，那你也可能正饱受抑郁的折磨。抑郁会毫无预兆地向我们袭来，在我们意识到自己抑郁了之前，抑郁早已在我们心底扎下了根，悄无声息地折磨着我们。

大家可能经常听到周围的人说起"抑郁"这个词，但是陷入抑郁状态之后会有哪些表现就不得而知了。也正因如此，很多人并不知道自己正被抑郁折磨。

如果受到抑郁的折磨，你可能会产生下面这些想法。

活着让我感到难受、痛苦。

朋友、家人、成绩、未来……所有的人和事物无时无刻不让我感到焦虑。

"我不行，我没有用"之类的想法时刻困扰着我。

无论什么样的音乐、电影、电视节目，都无法让我感动。

心情好了没一会儿就又跌入低谷。

朋友或者家人的一句不经意的话都会成为刺入我心脏的一把匕首。

我这么痛苦，却无人能够感知。

我什么都不想做，就想看手机，就想待在房间里。

没有一个人理解我，我仿佛被这个世界抛弃了。

这些都是抑郁的体现。抑郁就是这样渗透进我们的心灵，并在日常生活中折磨我们的。很多时候我们并不知道自己为什么情绪低落，以及是什么让我们感到难过。但是，如果我们总是放任抑郁蔓延，它就会一发不可收拾，变得难以控制。稍有不慎，它就会让我们感觉非常痛苦，甚至影响我们的日常生活。所以，我们一定要小心抑郁这种不良情绪。

很多十几岁的孩子来找我咨询，他们几乎都有一个共同的疑问——

"别人看起来过得很好，很幸福，为什么只有我这么痛苦、抑郁呢？"

对于他们的提问，我是这样回答的——

"别人之所以看起来很幸福，是因为他们只是你生命中的过客。"

这句话其实出自法国作家纪尧姆·米索，我觉得它完美地回答了"为什么偏偏只有我抑郁？"这个问题。即使你感觉抑郁，也不要太担心，因为抑郁的不止你一个人。

我们每个人都会在某一个瞬间产生抑郁情绪。抑郁与否无关年龄、性格、财产——无论是全校成绩排名第一的学生，还是倒数第一的学生，无论是大企业的董事长，还是普通员工，无论是父母、老师，还是小学生、初中生、高中生，都有可能被抑郁侵袭。

话虽如此，但为什么只有"我"这么难过呢？这是因为我们无法细致地观察、体验别人的生活，别人不过是我们生命中的过客而已。也就是说，我们很难完全体会别人的痛楚。所以，我们很容易产生"只有我抑郁，别人都过得很好"的想法。

十几岁的你产生抑郁情绪是情有可原的。因为你一整天都坐在教室里学习，没有什么朋友，成绩把你压得喘不过气来，而你却不会释放压力。

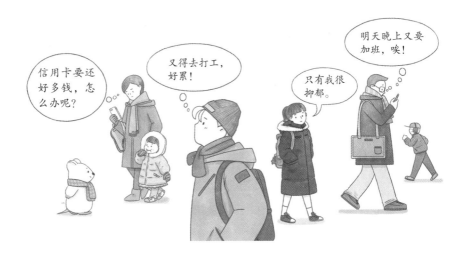

信用卡要还好多钱，怎么办呢？

又得去打工，好累！

只有我很抑郁。

明天晚上又要加班，唉！

对身陷抑郁牢笼的人说"多往好处想，要积极乐观地生活"，就好比对因为下雨而不想上学的孩子说"即使下雨了，你也一滴雨都淋不到，去上学吧"。我想说的是，一味地劝抑郁的人往好处想是不现实的，根本没有用。

我想对感到抑郁的你说——

"抑郁不可怕，即使抑郁了也没关系。"

我除了在学校给学生授课之外，还给学生做心理咨询。自己有了孩子之后，我更加切实地感受到，现在的人，不管大人还是孩子，都变得更加脆弱了。

很多人会因为谁请客的问题而大动干戈，因为别人的一句话而不高兴，因为遭到无视而感觉受到伤害，因为一句"我喜欢你"而流泪，因为吃到炸鸡而感到幸福。没有人能够永远压抑着情绪。不过，有些人即使受到挫折后对自己很失望，也会假装坚强地、潇洒地生活。

你现在还不了解与情绪有关的知识，自然就无法正视自己的情绪，也不会调节情绪，因而十分容易受到心理上的伤害。抑郁是几乎所有你这个年纪的孩子都会有的情绪，所以你不必因为自己抑郁而自责或过于担心。与其否认、压抑自己的抑郁情绪，不如正视并真诚地接纳它。

你产生抑郁情绪的根源更多不是自身因素，而是外部因素。因此，不要过于埋怨自己。来听听别人的故事，并且跟着我的脚步，和我一起探寻抑郁的根源吧！

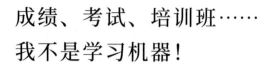

成绩、考试、培训班……
我不是学习机器！

有个孩子看起来无精打采的，不知是不是身体不适，于是课间我找到了他。

"你怎么看起来这么累？昨晚做什么了？"

"我写作业写到凌晨1点。"

"那是挺累的！怎么写到这么晚呢？"

本来我只是随口一问，没想到孩子的回答让我不知还能说些什么。

"我上完培训班回到家就已经晚上11点了。"

这不是个别现象。每当新学期开学我问孩子们假期都去哪里玩了，得到的回答几乎都是上培训班、听讲座等。孩子们根本没有时间出去玩。

曾经有一个孩子对我说："老师，我还不如生病呢，生病了就可以休息了。"听到这样的话，我真不知道如何回应。

为什么十几岁的孩子会抑郁呢？我想主要原因是孩子们的学习任务过于繁重。每天要上多种不同类型的培训班，还要忙着做作业、上网课、应对学校的考试，这就是当今青少年的日常生活。我遇到的很多十几岁的孩子整天忙于学习，无暇其他。如若让我来按照他们的日程表生活，我想我早就逃之夭夭了。

十几岁的孩子们像机器人一样应对着连大人都难以应对的繁重任务。他们的学习任务确实过于繁重。如果父母或老师说"我们上学的时候更累"，那肯定不够客观。如今当父母、老师的那一代人上了初中才开始学习A、B、C。但是现在呢？孩子们上幼儿园时就开始学英语字母、听英语童谣，上小学三年级时学校就开设了英语课——大部分小学生其实在此之前就开始在校外培训班学习英语了。

上一代人上学的时候，只需要应对学校的考试。而现在的孩子呢？既要应对学校的考试，还要参加各种竞赛。上一代人上学的年代可没有什么奥数班、科学实验班、精英班、写作班等各种类型的培训班。有的话，也不过是补习数学和英语而已。所以，应该很少有父母觉得现在的孩子学的东西太少了。

不管怎么说，现在的青少年是韩国建国70多年来最努力、学习任务最繁重的一代，也将成为韩国文化水平最高的一代。与祖父母、父母、老师十几岁的时候相比，现在的青少年无疑更聪明。而颇具讽刺意味的是，现在的青少年活得更痛苦。我们一起来分析一下原因吧。

对孩子来说，学习是最重要的任务。就像大人必须工作一样，孩子必须学习。经济合作与发展组织建议成年人每天只工作 8 小时，很多成年人的工作时间都遵循这一建议。而在韩国，比成年人弱小、稚嫩的孩子却被理所应当地要求每天学习 14 小时。这正常吗？如若让大人承受这么大的工作压力，想必他们早就纷纷举手投降了。

孩子被剥夺了愉快玩耍和保持充足睡眠的自由，感到疲惫是正常的。好不容易到了睡觉时间，想到下周还有考试，孩子往往难以入睡。就这样，孩子无法彻底放松，疲倦和压力不断累积，他们最终会怎么样呢？只能"躺平"。孩子实在是太累了，所以干脆不再蓄积力量和斗志。

于是，心身耗竭综合征（BOS）找上了门。"耗竭"指消耗净尽，比如汽车燃料用完了就是燃料耗竭了。你也有仿佛全身的力气被耗尽，感到非常无力，干什么都提不起兴致的时候吗？如果有，那么你可能患上了心身耗竭综合征。

即便没有学习，光玩，孩子仍然可能每天都感觉很累，从而患上心身耗竭综合征。因为学习压力过大就可能引发这种疾病。我在前文已经说到，韩国青少年学习压力非常大，并且一直生活在压力大的环境中。

抑郁会慢慢渗入疲倦的身心，心身耗竭综合征最终可能发展为严重的抑郁症。比之前的任何一代人都努力学习，比之前的任何一代人都拼命，最后竟然患上心身耗竭综合征，这多让人郁闷！我对前来咨询的孩子这样说："可以不那么拼命，你不是机器，你是人，是需要睡觉、吃饭和玩耍的人。"

如果你被"做任何事都需要竭尽全力"的想法束缚，或者感觉坠入了无边的学习的深渊，那就不要那么拼命。因为在这样的心理状态下，你越努力，就越可能对自己不利。你不是机器，而是人。机器没有心灵，可以一刻不停地工作；而你是人，是有感情的、身心需要不断发展的人。

切记，比学习更重要的，是你自己！

不比较不行吗？

你朋友去了什么学校？

你哥哥这么大的时候，已经独立了。

你在补习班里，数学学到哪儿了？

○○○很厉害啊……

上面的这些话是不是很耳熟？大人总是把这些话挂在嘴边，但孩子听到这样的话肯定感到憋闷。

大人为什么总说这样的话呢？因为大人总喜欢把自家的孩子和别人家的孩子进行比较，而总和别人比较（不管是主动地，还是被动地）很可能就是孩子抑郁的根源。总和别人比较会让孩子无法客观看待事物，心里总是产生自己不如别人或者优于别人的想法。成为比较对象或被比较对象都会让孩子心里感到憋闷或心生悲戚。我所接触的大部分孩子感觉痛苦的原因是自己的成绩被拿来和别人的比较。

"又拿我和他比，我连出走的心都有了。"

很多孩子害怕自己不如别人、输给别人。有的孩子担心自己以后的数年甚至数十年都要过着和别人比较的日子。因为，比较永无止境。即便你这次比赢了，但胜利是暂时的，很快就会有更厉害的人出现。即便你在历次比较中一直是最厉害的那一个，但也会因为可能被人超越而感到不安，身心无法彻底放松。

很多孩子不仅仅下意识地和别人比较成绩，还会像大人一样和别人比较很多东西。

"你说他厉害？我还比他个子高呢。""我比她漂亮。""她没我家庭条件好。"……

如果一个人总说别人不如自己，就会伤害别人。很多人明知道与他人进行比较是一件多么糟糕的事情，还是不断与他人比较人气、外貌、身高、体重、成绩、工作、财产等。一边在心里与他人进行比较，一边又害怕被比较，甚至会因为做出连自己都厌恶的行为而难过。很多人就这样生活在矛盾中。

其实，爱与他人比较本身并不是坏事。准确地说，这种行为是无法用好坏来衡量的。但是，如果通过比较来随意评定他人的价值，问题就产生了。

人们喜欢就外在条件（财产、外貌、工作、成绩等）来片面地评定一个人的价值。

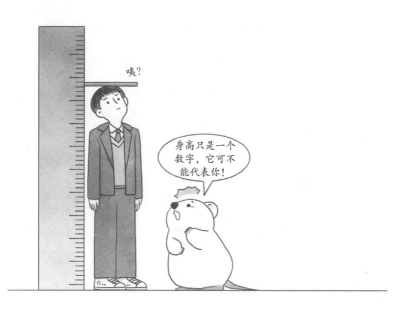

回忆一下，你是怎么对待送炸鸡的外卖员的？你有没有对从事外卖配送工作的他们表示尊重？外卖员不是配送外卖的工具，送外卖只不过是他们从事的一份工作而已。外卖员、学生、父母……每个人在拥有自己的社会身份之前，首先是一个人。但是，当今的社会往往将人当作学习机器或赚钱的工具，忽视了人内在的品质。

一个人以职业来评价某个人时，就忽视了他内在的品质。轻视外卖配送工作的人并不关心外卖员有没有礼貌、是否爱他的家人等。一个人一旦产生了"送外卖的工作很不体面"的偏见，就会认为外卖员是很不起眼的存在。

同样，人们很容易以成绩为标准来评价孩子。你爱家人、重视友情的品质，在别人第一名的成绩面前不值一提，因为人们普遍认为成绩好的学生才是优秀的学生。

朋友之间也存在比较，比如比较外貌、身高、谈吐等。在财产、工作、外貌、成绩等外在因素面前，重视友情、爱家人等优良品质不值一提。因为人的内在品质难以量化和评估，而外貌等外在因素却是肉眼可见、容易进行比较的。人们很难判断谁更重视友情，却很容易判断谁成绩更好、谁更有钱。

就外在因素来将孩子和别人进行比较的"比较之风"，是包括我在内的所有大人集体犯的错，而大人的过错却导致孩子比犯错的大人更痛苦。大人自己不喜欢被比较，却随意拿孩子和他人进行比较。

不是年龄小的人受的伤害就小，年龄小的人反而会受到更大的伤害，更容易抑郁。更让我心痛的是，很多孩子理所当然地接受了社会的"比较之风"，根本没有意识到自己的抑郁源于"比较之风"，不用别人教，自己就常常评价他人的外在或与他人进行比较。

"但我学习成绩比他好啊。"

"她长得还算漂亮，不过怎么这么胖呢？"

"他说话总是说不清楚，不跟他玩了。"

怎么样？这些话是不是一听就感觉心累？

10～20年之后，现在的你将成为社会的中流砥柱。希望那时的社会不再以成绩、外貌、职业等来评价一个人；希望那时的社会更加尊重人，看重人内在的品质；希望那时的社会能够看到帮不舒服的同学拿书包、默默拥抱抑郁的朋友的人温暖的内心。当然，要想形成这样的社会风气，需要你意识到抑郁的根源在于社会的"比较之风"，并懂得如何聪明地从"比较之风"的泥潭中挣脱出去。

我想融入集体

老师，读初二时，我希望自己合群一些。我想知道怎么做才能让自己看起来好相处，从而融入集体。

三月，黄色的迎春花盛开，你理应挺起胸膛，迎接全新的开始。[①] 然而事实是，你担心的事情变得更多了。你不知道怎样才能结交到朋友，怎样才能融入集体，或者担心自己可能会被孤立。担心自己无法融入集体或被孤立是十几岁的孩子抑郁的一大原因。近年来在韩国流行的 Insider 一词即指在群体里比较受欢迎的人，而 Outsider 一词指不合群的人，这两个词语的流行说明了一些问题。

---

① 韩国三月份开始新学年第一学期。——译者注

十几岁正是一个人通过交朋友来建立自我认同感的重要时期。所以，十几岁的时候，大家都渴望融入集体，并充分感受到自己的存在。然而，能真正融入集体的孩子并不多。大多数孩子通常只能和同学保持普通朋友关系。

　　当今的社会，孩子一旦不能融入集体，就会被贴上不合群的标签。有些孩子甚至把自己定义为"不合群的人"，并且在看到一些"社牛"很容易就融入集体时，心生羡慕、嫉妒或感到自卑。我知道，当一些所谓合群的孩子故意聚在一起，像玩角色游戏一样捉弄你，嘴里还大声嚷嚷着"你怎么这么不合群"时，真的很令人生气。

　　"我要成为众人的焦点。"

　　很多孩子心里充满这样的渴望，他们担心自己不合群或不能融入集体，从而感到焦虑或抑郁。曾经有一个孩子跟我说："老师，要是我不合群就完了！"他说这句话的时候看上去都快哭了，十分可怜。三月，我最常被问到的问题就是"怎样才能融入集体呢？"。每当这时，我就会这样回答：

　　"老师也不合群，所以老师也不知道怎么才能融入集体。不过，老师觉得不合群也挺舒服的，你觉得呢？"

　　我很"宅"，不喜欢去人多的地方，以我的这种性格，我应该属于不合群的那类人吧？不过，我认为区分人是否合群本身就很奇怪。人怎么可能刚刚好能被分为两类呢？黑色与白色之外还有灰色、黄色、蓝色等各种颜色。人也一样。我们有时会想和朋友一起玩，有时却又谁都不想见，感觉见面很麻烦。人是多种多样的啊！没必要非得把自己归为某一类。所以，希望你不要被这种想法禁锢。

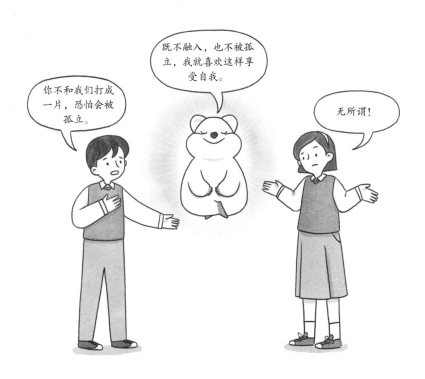

其实，"怎样才能融入集体？"这个问题背后隐含着"合群好，不合群不好"的价值观，以及"评价和比较"的思想——以人际关系如何为标准来评价他人。

合群与否根本不能成为评判一个人好坏的标准，它反映的不过是一个人的性格或喜好而已。有人因融入集体而感到满足，而有人因游离于集体之外而感到舒服和幸福。我就属于后者。我喜欢一个人游泳，一个人吃饭，不喜欢很多朋友同时见面，感觉三两好友相约刚刚好。如果在一起的人超过5个，我就会感觉很累。难道这样的选择或者想法就是坏的或者不好的吗？答案当然是否定的。就好比有人爱吃炸酱面而有人爱吃海鲜面，有人爱吃炸里脊而有人爱吃糖醋里脊一样，这样的选择都只不过是个人的喜好而已。

与其因想要寻求如何变得合群而问我"怎样才能融入集体？"，不如问问自己：

"我什么时候感觉最舒服、最幸福？"

即便不合群或者朋友很少，甚至连一个朋友都没有，也没关系。你现在所做的一切不就是为了舒服、幸福地活着吗？只有以适合自己的方式活着，才能在人群中占有一席之地，也才可能建立令你愉快的人际关系。这就需要你了解自己的喜好，因为感知这个世界的主体是"自我"，其他任何人都无法感知你的"自我"的幸福。

一个人如果内心喜欢独处，却又迫于各方压力强行让自己融入集体，就会生活得很累。这个时候，人际关系反而变成一种负担。有的孩子为了融入集体而违背自己的本性，做出一些夸张的举动，这些举动甚至可能让他自己一想起来就感到羞愧。越想快速融入集体，反而越可能遭到排斥。

当你的行为违背自己的本性时，你很容易感到抑郁。穿着不适合自己的衣服，可能在别人眼里你看起来很漂亮，但只有一直穿着它的你才会感觉不自在。现在不能加入某个高人气的圈子，你可能感觉自己被隔离在另一个世界，并为此感到焦虑。但是你要知道，等你真的加入了这个圈子，你可能又会感到辛苦和不适。此外，现在和你玩得来的朋友中，一年后还能和你亲密如初的只有少数，持续 3 年以上还能和你非常合拍的朋友有一两个就不错了。

所以，要摆脱为了不让自己显得不合群就被迫加入某个圈子的思维范式，去寻找能让自己幸福的道路！你要知道，不管别人怎么说，在你的世界里，你自己才是主宰。

别人都活得很精彩，
只有我……

朋友在脸谱网（Facebook）上有很多好友，他们发表的照片也很棒。他们好像经常和朋友约会，也经常去逛街或旅行。他们去的都是很好玩的地方，拍的照片特别漂亮。别人的动态都是愉快玩耍的照片，我的动态却处处透着傻气，我根本没什么能拿得出手的照片。没有人主动关注我，都是我主动关注别人，别人好像也对我的关注视而不见。真的好伤心！呜呜——

你的郁闷情绪还可能来自社交网络（Social Network Service，简称SNS）平台。不仅学校里的人际关系会让你感到压力大，在社交网络平台等虚拟空间建立的人际关系也是你的压力源。看到朋友在照片墙（Instagram）上发表的照片，以及下方诸如"哇，看起来好幸福！""哇，这件衣服是在哪里买的啊？""常联系哟！"之类的评论，你可能会感觉别人的生活丰富多彩，甚至产生他们从不疲倦、无聊和抑郁的想法。翻看到后来，起初的羡慕之情可能就会演化成"那……我算什么"的失落感。

别人在社交网络平台上展现的日常生活是美满的、幸福的，人是美丽的、帅气的，大家的点赞数便是明证。通过社交网络平台感受别人发表的你没有过的体验可以让你获得代偿性满足。

不过，这种满足感只是暂时的，很快疏离感和自卑感就会袭来。在没有社交网络平台的时代不曾有过的感受，导致了你的抑郁。目前已经有很多研究结果证明，<u>一个人越沉迷于虚拟社交，越容易患上抑郁症。</u>

花在社交网络平台上的时间越长，你越容易陷入抑郁的旋涡。但是，社交网瘾很难戒断。有的人因为"膨胀的点赞数"（我给别人点赞，别人也会出于报答之心为我点赞）而无法戒断；有的人担心不上网将无法了解热门话题，从而被排挤。

不妨暂时登出社交网络平台，深入地思考下面的问题：

社交网络平台上展示的幸福是不是过于泛滥了呢？你周围真的有这么多如此幸福的人吗？

大家在社交网络平台上展示的幸福，是真的幸福吗？

英国曾就"你在脸谱网上发表的一切都是真实的吗?"这一问题进行调查。结果显示,每四个人中就有一个人一个月会发表一次虚假的内容。

这些虚假的内容非常有意思:明明在家里,却装作自己去市区玩了,或者去风景优美的地方休假了;明明每天过得很单调,却装作工作、学校生活很有趣、很有意义。大家发表这样的内容,目的就是展示自己很幸福、很成功。

调查结果显示,社交网络平台已经成为很多人互相比较的场所。

"看到别人'秀'幸福,我得装得更幸福,我可不能输给别人",这是这些人普遍的心理状态。在社交网络平台上,每个人的竞争对手都是全世界。逐渐疲于实时确认好友转发数、点赞数,就是越沉迷于虚拟社交的人越容易抑郁的原因。

向我咨询的很多孩子都对我说过下面这句话:

"担心没有人点赞或评论,所以不停地刷新。"

这些孩子希望自己至少在社交网络平台上不被排斥,不落后于人,这种想法给他们施加了很大的压力。社交网络平台上充斥着谎言,很多人喜欢通过在社交网络平台上"秀"幸福来掩盖现实的阴霾,这导致很多参不透其本质的孩子深陷其中。

如果虚拟社交只会让你产生负面情绪，那就暂且回归现实，和现实生活中的朋友交流交流，你就会理解我为什么让你这么做了。

　　社交网络平台上展示的世界与现实世界大相径庭。如果社交网络平台上展示的世界是真实的，那么现实世界应该是一个充满笑容和幸福的乐园，而事实却并非如此。任何人的生活都不可能像社交网络平台上展示的那样只有快乐。每个人都有悲伤、痛苦与羞愧的时候，只是人们不会把这些情绪展示在社交网络平台上罢了。

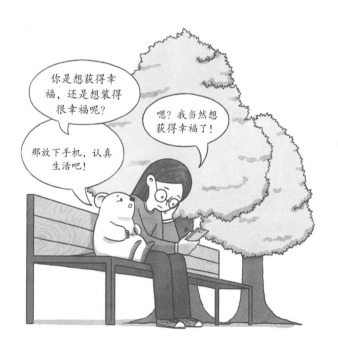

把自己的社交网络平台打造得很美好的人也有感到难过、疲惫、尴尬或失败的时候，他们的生活与你的大同小异。他们只是没有把那样的时刻展示在社交网络平台上，或是装作自己没有那样的时刻而已。

社交网络平台上展示的世界与漫画、电视剧里的世界是一样的：虽然是虚构的，但让很多人沉迷其中。这是为什么呢？一方面是因为社交网络平台上展示的世界很有意思，另一方面是因为这些人误把它当作现实。我想，你浏览社交网络平台和看漫画、电视剧的目的一样，都是获得快乐，所以不要把社交网络平台当成与朋友比较的场所。试想一下，把自己与漫画和电视剧中的主人公进行比较，是不是毫无意义？不要忘记，比起沉迷于虚拟社交，直接与朋友面对面聊天更有意思。

被人发现自己抑郁了，
怎么办？

早上醒来后感觉嗓子有点儿疼，额头也有点儿烫，还有些咳嗽，但今天还有八节课等着我去上……为了不让学生发现我感冒了，每当课间休息的时候，我都躲到卫生间去。锁上卫生间的门，我再也忍不住了，拼命地咳嗽、擤鼻涕，心里还十分忐忑，担心下节课会被学生发现我感冒了。

怎么样？努力隐藏自己感冒了是不是很奇怪？同样的道理，擦破膝盖是一种过错吗？脚腕韧带拉伤很丢脸吗？

我想，没有人会对后面这两个问题做出肯定的回答。因为感冒或受伤并不是谁的错，任何人都可能碰到，只需好好治疗即可。那么，如果把问题中的"擦破膝盖"或"脚腕韧带拉伤"换成"抑郁"进行提问呢？

一些陷入重度抑郁状态的孩子问我:"老师,我到底做错了什么?"他们提出这样的问题,是把陷入抑郁状态当成自己的过错,并且为自己的抑郁感到羞愧。很多孩子十分自责,认为自己之所以抑郁,是因为心胸不够宽广或内心不够强大。

每当有孩子问我这样的问题,我总会反问"上周老师发热,是老师做错了什么吗?"或者"最近总是下雨,老师感觉身体无力、心情抑郁,是老师做错了什么吗?",孩子们就会回答"不是的"。人们发热可能是因为身体感染了病毒,同样,抑郁也是身体哪里出问题了的结果。也就是说,抑郁不是精神异常,而是一种身体反应。抑郁不是根源,而是结果,所以你不必为此感到羞愧,也不必认为是自己做错了什么。

当某些因素导致大脑中的神经递质(如 5- 羟色胺)不足时,一个人就容易陷入抑郁状态,情绪的波动幅度也会增大。因此,持续抑郁的人需要服用调节神经递质的药物。服用这些药物有助于调节抑郁情绪,控制过激行为。

你肯定不会因为消化不良而感到羞愧。同样,你没有必要因为抑郁而感到羞愧。不要想"我为什么会这样呢?",你只是暂时状态不好而已。就像发热可能是由感染了某些病毒引起的一样,抑郁情绪的产生也有其原因,比如繁重的学业、压力、被比较等。要想摆脱抑郁,你需要照顾自己的情绪。

第二章

拥抱你的
抑郁情绪

别人的玩笑为什么
这么容易让我感到受伤？

被害意识 🔍

贞敏的故事

"啊，我饿了，想去小卖部买点儿吃的……"

"贞敏啊，现在才下第一节课。"

"啊……是吗？太早了是吧？"

"就是！你是猪吗？尽想着吃。"

"什么猪啊……你怎么能这么说我？"

贤智的故事

"我饿了，咱们去小卖部吧。"

"你说现在？现在才下第一节课。"

"哎呀，我不管，我想吃面包……"

"行吧，你这只猪。"

"呵呵，猪就猪吧，现在咱们去把猪肚子填饱吧！"

被人说成是猪确实挺让人生气的。但听到类似的话，有像贤智一样一笑而过的孩子，也有像贞敏一样感觉深受伤害的孩子。贞敏不能接受别人随口开的玩笑，会因为这些玩笑感到很难过。事实上，有很多孩子像贞敏一样，在一些琐碎的事情上孤独地挣扎。

开玩笑的人不当回事，被开玩笑的人就不会受到伤害？没有这样的道理。心灵上的伤害可大可小，再小的事情也可能对人的心灵造成很大的伤害。

父母、老师等成年人也会因为一些小事闹情绪，只不过因为他们是成年人，能够适当地隐藏自己的真实情绪。但身为孩子的你不一样。哪怕遇到的事情再小，我也希望你在伤心的时候能把自己的情绪表达出来。只有这样，你才能正视自己的情绪，才能知道自己为什么伤心。尚未长大成年的你有这样的权利。请多多关注自己的情绪。一个人内心一直很憋屈的话，心灵受到的伤害会越来越大。接下来，和我一起来了解一下贞敏的内心世界，寻找治愈的方法吧。

贞敏潜意识里认为自己"很胖"，所以买衣服的时候，她都尽量选择宽松的款式。她的心理活动是这样的：

"我长得胖，很丑。 → 我讨厌自己的样子！
朋友们会嘲笑我胖。 → 丢人！"

对在潜意识里认为自己很胖的贞敏来说，被人比成猪之后肯定无法做到一笑而过。听了贞敏的剖白，我不由得跟着哽咽。虽然她心里十分在意，但听到朋友开这样的玩笑后如果立刻表现出十分生气的样子，她又感觉自尊心受伤，因为她特别怕别人知道自己在意，于是，左右为难的她整个下午都像霜打的茄子，十分抑郁。

即便知道别人在开玩笑，我也难过得想哭，我为什么这么小心眼？
/

有一个心理学术语可以用来描述贞敏的思维模式，即"投射"（projection）。project 这个单词有很多意思，除了"计划"之外，还有"预计""发送"之意，将后面这两种意思结合起来，可以很好地阐释心理学中的"投射"一词。

"把自己的想法发送给对方，我预计别人和我想的一样。"

"投射"反映的是"相信别人也和我想的一样"的心理机制。这是一种十分常见的心理机制，而它正是贞敏抑郁的根源。贞敏心里认为自己很胖，并且非常讨厌自己胖的样子，所以她预想朋友也不喜欢自己的样子，并且会嘲笑她。实际上，朋友并没有那么想，只是随口开了个玩笑。但对贞敏来说，这样的玩笑却造成了很大的伤害。

像贞敏这样经常进行负面投射的孩子会将朋友的玩笑解读为被嘲笑。但事实上，如果他们把自己所理解的意思告诉朋友，朋友通常会大吃一惊——

"我只是开个玩笑，没想到你会这么生气。"

很长一段时间后，这些孩子才会明白别人是无心的，但即便如此，他们仍然会产生这样的想法："他好像是在开玩笑，但是我的心情还是很不好。"已经受到伤害的事实并没有发生改变。

贤智也和贞敏遇到了一样的情况，但她的反应却与贞敏的完全不同，这是因为她内心的想法和贞敏的不一样。和我一起来分析一下贤智的心理吧。

"我很胖。 → 胖又怎么样？我长得很可爱呀。朋友才不会在意我的身材。"

看了上面的分析你会发现，贤智听到别人说自己是猪时做出的反应是一笑而过。贤智和贞敏都觉得自己很胖，但听到别人说自己是猪后，她们的表现却截然不同。

"那又怎么样？我觉得无所谓。"

贤智把这种想法投射在朋友身上。

"我觉得无所谓，她肯定也觉得无所谓。说我是猪，不过是开玩笑而已。"

所以贤智没有生气，她应和朋友，甚至更进一步，还自称"猪"，这是因为她根本没有把这件事放在心上。

综上，我们投射出什么样的想法，就会以此来理解对方的语言和行为。投射的心理机制早在我们还是幼儿时就形成了。两岁的孩子笑着时看到妈妈，心里想的是"妈妈也和我一样，心情很好"；哭着时看到妈妈，坚信"妈妈也像我一样伤心"。早在幼儿期，我们就认为妈妈拥有和自己一样的情绪。

长大后我们才意识到，自己的情绪和妈妈的不一样，但不管我们到了多大年纪，小时候形成的思维习惯依然存在。我们潜意识里认为或者说期待我们面对的人和自己拥有相似的想法和情绪。

当投射的是快乐、幸福等正面情绪时，不会出现什么问题。但当投射的是负面情绪时，我们就会感到受伤。下面，我们来了解一下负面情绪的投射。

"我很笨。"（投射给老师）→ "老师认为我很笨。"

"我很丑。"（投射给同学）→ "同学都在嘀咕我长得丑。"

"我讨厌我自己。"（投射给朋友）→ "朋友怎么可能喜欢我？我都不喜欢我自己。"

一个人如果一直否定自己，那么会下意识地认为别人面对自己时的语言或行为是在否定自己，从而感到受伤，或产生被害意识。要想避开因投射作用而遭受的不必要的伤害，我们首先要做的就是不再否定自己。也就是说，我们需要"肯定自己"。

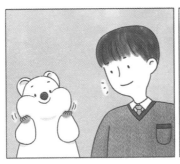
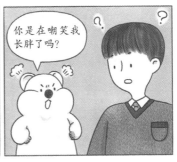

如何才能使脆弱的内心
变得强大？

/

因投射作用而感到受伤很常见，并且这种感觉通常来得很快，以至于很多时候你都没有意识到这是投射作用惹的祸。即使后来发现自己困于被害意识也晚了，此时的你内心已经受到了伤害。也许有时你还没从某次伤害中恢复过来，就再次受到了伤害。

为了避免因投射作用而受到伤害，你需要建立"没关系"的心态，也就是让自己脆弱的内心变得强大。有什么办法能让你做到这一点呢？

方法1　让你痛苦的始作俑者是"错觉"，摆脱错觉！

因投射作用而受伤是因为产生了诸如"那个人在嘲笑我"之类的错觉。错觉会引起误会，从而造成伤害。帮助自己构筑强大的内心，让自己不再轻易受到伤害的第一个方法就是，对心里的负面想法持怀疑态度。比如：

"希妍说我是猪是不是真的在嘲笑我呢？她如果真的认为我很胖，应该就不会当着我的面说我是猪了。正因为她心里没有这样的想法，才会开这种玩笑吧。希妍以前和很亲近的朋友说话时就爱这样开玩笑，但面对不熟悉的人，她是不会乱开玩笑的。她这么说肯定是觉得我和她很亲近。"

+ 修订错觉（投射）+

负面的投射	现实的对策
（示例）说我是猪，是在嘲笑我长得胖，长得丑	说我是猪不是在嘲笑我的外貌，而是在跟我开玩笑。她要是真觉得我胖得像头猪，就不会当着我的面这样说了

冷静下来理清自己内心的情绪，就可以较为客观地看待整件事。如若能比较客观地看待你遇到的整件事，你受到的伤害可能就会小一点儿。

方法2　宽容待己

帮助自己构筑强大的内心，让自己不再轻易受到伤害的第二个方法是，宽容待己，即宽容地对待自己。你如果能够对自己宽容一点儿，内心的伤很容易就能被治愈。[1]

一个人之所以总是自我否定，主要是因为曾经受过伤害。

"别吃了，你减减肥吧。"

"隔壁孩子考了 100 分，你看看你！"

"老师只喜欢那个孩子。"

在成长的过程中，我们的成绩、外貌等常常被拿来比较，而这可能伤害我们的心灵。你可能不知道的是，内心的这些伤口会长久地存在，并在你意识不到的时候出来作祟，比如让你产生以下想法：

"一定是因为我太胖了。"

"一定是因为我太傻了。"

换句话说，内心受到伤害往往表现为"自责"。贞敏之所以会因朋友无心的话受伤，就是因为她把责任都归咎于自己，自责是贞敏抑郁的一大原因。一个人为什么会自责到让自己受伤呢？

讽刺的是，是因为他心地太善良了。

会因为一些没什么大不了的话而受到很大伤害的人有一个共同点，那就是内心柔软细腻。听到别人说"你很胖"时，一般人会想"这人说的什么话啊！他可真差劲！"，可你却会觉得"啊，他说得对。我怎么就这么胖呢？"。这是因为你心地善良，觉得与其骂别人，不如指责自己。总是这样善良，就会容易受伤，甚至动辄流泪。

请多多善待自己，审视自己的内心，怜惜自己的伤痛。我不是让你去指责别人，而是让你在照顾别人的感受的同时，多想想自己。你可以对自己这样说："啊，别人一说我，我就想哭，我是受了多少伤害才会这样啊！我受了这么多苦，一定要对自己好一点儿。胖又怎么了？胖一点儿也没什么大不了的。"

记住，你有资格获得关心。

"错觉是短暂的，但误会是长久的。所以，产生错觉是一个人的自由，但产生误会是万万不可取的。"

这是电视剧《请回答，1988》中的台词。短暂的错觉并不会让我们受到伤害，但长久的误会却会让我们痛苦不堪。在我们学习爱惜自己的时候，记住，千万不要让错觉演变成误会。

+ 对自己宽容一点儿 +

（示例）啊，别人一说我，我就想哭，我是受了多少伤害才会这样啊！我受了这么多苦，一定要对自己好一点儿。胖又怎么了？胖一点儿也没什么大不了的。

要是再犯错
怎么办？

害怕失败

孝珠的自述

"杨孝珠！"

"嗯？"

"刚才我不是让你叫你们班的金智妍去办公室吗？但去的怎么是四班的郑智贤？"

"哈哈哈！"

"以后要是没有听清，就再问一遍。"

"好的……"

那天，听了老师的话，同学们都笑了起来。于是我决定不再和老师对视，并为此闷闷不乐了好几天。我为什么会犯这样的错呢？在全班同学面前丢脸，天哪，我感觉就像到了世界末日，心里既羞愧又难过。如果是别人碰到这种事，他可能在心里说一句"真丢脸"，哈哈一笑就置之脑后，但我做不到。我无论如何都无法忘记这种羞耻感，这件事成了我心里的一个结。这样的性格导致我害怕引起别人的注意，并极度缺乏自信。

"我什么都做不好，我还会再犯错的。"

这是自信心不强的孩子在咨询的过程中经常说的话。自信心是一种积极表达自我价值、自我能力、自我尊重等的心理状态。自信心不强的孩子通常觉得自己很丑。令人遗憾的是，越是平常在大家眼里表现不错的孩子，越容易缺乏自信。

有一次，一个长得很清秀的、彬彬有礼且成绩很好的男孩子对我说：

"大家都嘲笑我。我害怕听到别人在背后议论我，这比什么都让我难受。"

这个孩子不仅对自己的评价很低，还认为周围的人也觉得他"很不像样"。因此，他总是感到不安，担心自己犯错，担心别人嘲笑自己。于是，他就像孝珠一样不断犯错。他每次犯的都是微不足道的错误，但他却坚信"我就是这副样子"，于是陷入了自我否定的恶性循环之中。

自我否定的恶性循环

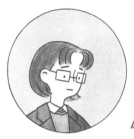

"我长得很丑。"

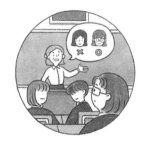

非常紧张，从而不断犯错。

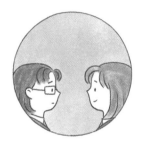

"大家都觉得我不怎么样。"

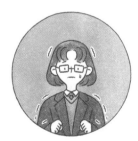

"我做不了，我没信心。"

连小失误
都无法容忍的真正理由
/

　　孝珠可能一天 24 小时都处于紧张之中，她十分担心自己不知道什么时候就会失误。她的内心该多么煎熬啊！因为一些小事，她就会变得烦躁、敏感，感觉压力大。她太敏感了，所以一不小心就和朋友疏远了。

　　如果你也正饱受自信心不足的痛苦，我希望你能明白，你讨厌自己并不是你的错，而是大人们的错。大多数自信心不强的孩子都说自己"很少得到父母的称赞"，他们大多是听着下面这些话长大的：

"听话的才是好孩子。"
"好好学习，才能成为一个优秀的人。"
"隔壁的孩子考上了首尔大学，可真了不起。"

　　你是不是也经常听到类似的话？很多大人都以成绩、行为来评价孩子。就算有时他们不会直接说孩子不行，但从他们拿到成绩单之后看孩子的眼神就能感受到他们对孩子的不满。大人的这些表现会使孩子受到伤害，而受到的伤害越大，孩子就越害怕失误，越感到羞愧。

你是否也觉得通过成绩或某些行为来评价一个人是合理的呢？如果你的答案是肯定的，那说明你也和大人一样陷入了错觉之中。我们来分析一下这种做法是多么荒唐。分析方法很简单，把上面的话反着说即可。

"不听话的就是坏孩子。"
"成绩不好就会变成没用的人。"
"隔壁的孩子没有考上首尔大学，真丢人。"

"不听话的孩子"顶多是和妈妈对着干的孩子，而不是"坏孩子"；成绩不好的孩子当然也不是"没用的人"，只是不会学习而已。世界上除了在学校里学习之外，还有很多不同的学习方式。

自信心不强的孩子会以各种理由暗示自己是一个坏孩子，或者觉得自己不像样。老师如果因学生考试分数低而贬低学生生而为人的价值，将是一件多么令人惋惜的事情。就某一项能力来评价一个人的价值，不是很片面吗？接下来我将阐释我这么说的原因。

现在的成功或失败
都只是暂时的

/

　　一个人的成绩、工作水平、赚钱的能力等都可能通过努力得到提高。即使眼前的任务失败了，你还有下一次成功翻盘的机会。你要知道，失败是了解自己的不足之处的绝佳机会。如果尽早抓住这个机会，你以后成功的可能性就会更大，所以我们才说失败是成功之母。

成绩只是
一小块拼图

/

　　学习成绩好的就是好学生吗？学生要追求的不仅仅是成绩。珍惜朋友、勇于站出来指出错误行为的正义感、勤恳等都是一个人重要的品质。在评价学生的众多标准中，学习成绩只是其中的一种而已。

　　只以一种标准来评价学生是否优秀的行为是非常滑稽的。想一下，用单一的标准来评价一个人，这种行为合理吗？人是拥有多重身份的存在，你可以既是学生，又是谁家乖巧的儿子或女儿，或是谁的哥哥、姐姐、弟弟、妹妹，抑或是谁珍视的朋友，你可以拥有上述多重身份。

此外，你替疲惫的妈妈做饭，替生病的同学背书包，让情绪低落的朋友开怀大笑，你的体贴、幽默，你的运动能力、绘画或玩游戏的水平等，都可以体现你的能力。

打个比方，现在你是由数万块小拼图组成的一幅大拼图，你因为其中一两块小拼图不够好，就像孝珠一样全盘否定自己，你不觉得自己很冤枉吗？

能力
不等于价值
/

能力等同于价值这个命题是不存在的。你的外在和你生而为人的价值之间是没有联系的。成绩、学历、职业、外貌、口才、智商、年薪、人气等，都只是你的外在条件或表现而已。总之，它们都是外在的东西。

例如，毋庸置疑，梅西是世界上最棒的足球运动员之一，但这能否代表他是一个优秀的人呢？还有大家都很看重的钱财，它只是与人方便的东西，却不能用于衡量拥有它的人的价值。试着大喊下面这句话：

"我的数学成绩是我，我的零用钱是我，我的人气是我，我的外貌是我。"

怎么样？是不是很滑稽？

你的行为、能力不是你。德国著名哲学家康德曾经说过：

人是目的，而非手段。

每个人都不是做成某件事的"手段"，人本身就是"目的"。配送货物的快递员不是运输快递的工具，父母不是做饭、赚钱的工具，同样，你也不是学习的工具。你是你，你就是"目的"本身。

如果你只以某些行为、某项能力来评价自己，抑郁和羞愧就很可能向你袭来。所以，不要用你的行为或能力来评价自己，因为你的存在本身就很有价值。

退一步
海阔天空
/

大多数人都做不到把自己当成"目的"。大人也一样，因为我们已经习惯用外貌和能力来评价一个人的价值。为了让自己的内心更强大，我们需要熟悉并练习把自己当成"目的"。接下来，我将介绍一些方法。

方法1　对他人的评价一笑了之

第一种方法是，对他人的评价一笑了之。有些孩子特别看中朋友对自己的评价，把朋友的评价视为客观真理，且会因为朋友的评价而不安。但是，评价是极其主观的，所以被他人的评价左右是不可取的。我想对有这种想法的孩子说："朋友眼中的你不等于真正的你。"

事实上，很多人评价别人的标准只有一个，那就是：

"对我好的（有帮助的）是好人，对我不好的是坏人。"

这些人对别人的评价不过是由自己的利益、心情决定的，可能与事实相去甚远。他们可能总发出"他怎么会那样呢？"之类的疑问，但这句话反映的可能不是别的，恰恰是他们觉得别人不同寻常。

对于不了解你，只看了你的某一面就对你做出评价的人，请对他说："你根本不了解我，凭什么这么说？"不要容忍那些让你不快的话，更没必要因此伤心。

方法2　我的心里有无数个我——接纳自己

我要教给你的第二种方法是，接纳自己。不管谁对你指指点点，你都要坚定地站在自己这一边。我并不是要你固执地认为自己没有错，而是希望你接纳各种各样的自己，学会化解自己的情绪。例如，如果早上起床后发现自己把被子蹬掉了，你大可以觉得不好意思："哎呀，我都这么大了，睡相还这么差，真丢人啊。"只有充分消化自己的情绪，它才会消失。

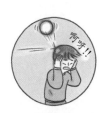

我是个"运动白痴"，我永远是体育课上掉链子的那一个。

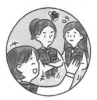

虽然……我有时候没眼力见儿。

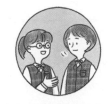

对好朋友润雅来说，我是一个很好的倾诉对象。

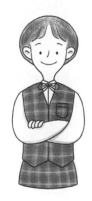

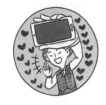

我是一个好女儿，会给父母过生日。

提到偶像，我有说不完的话。

不要总是觉得自己是个"没出息的人"，且不要总让自己陷入负面情绪。除了害羞的样子外，你肯定还有其他的样子，想一想自己平时有哪些样子吧。

＋各种各样的你＋

对（　　　　）而言，你是（　　　　　　）的儿子／女儿。

对（　　　　）而言，你是（　　　　　　）的哥哥／姐姐／弟弟／妹妹。

对（　　　　）而言，你是（　　　　　）的朋友。

对（　　　　）而言，你是（　　　　　）的同学。

对（　　　　）而言，你是（　　　　）的（　　　　）。

一定要做什么吗？
我什么也不想做……

习得性无助 🔍

民秀的自述

老师，刚刚过去的一个多月里，我什么都不想做，并且这种想法越来越强烈。今天，我向我的朋友暴露了自己的情绪，他是我唯一的朋友。我心情低落，一直无视他，他说话我也没仔细听，敷衍了事，我感觉我要失去他了。

有时候我觉得连我都不了解我自己。大家都在教室里吵吵闹闹，我却像个观众。为了调节情绪，我玩游戏，上网看漫画，一有时间就睡觉。你让我凡事往好处想，但我试都不想试。我该怎么办？

你能感受到民秀的痛苦吗？他无精打采，每当陷入极度无助的状态时，就会无所适从，什么都不想做。"我本来不是这样的，现在怎么变成这样了呢？"有这种想法的他十分绝望，害怕自己再也回不到从前。"如果继续下去，以后我会变成什么样呢？"他感觉自己的未来毫无希望。不曾有过民秀的感受的人，是无法理解他的想法的。

大人们看到民秀在发呆，会说"你看他多悠闲，还有工夫发呆"。所以，听到大人的唠叨，民秀更加自责，更加无助。民秀为什么会变成这样呢？

无助也可以
习得吗？
/

我先介绍一个能揭开无助的秘密的实验。世界著名心理学家马丁·塞利格曼曾经设计了一个实验——一个以狗为对象的电击实验，电击对狗无害但会引起疼痛。[2]

塞利格曼把 24 条狗分成 A、B、C 三组，每组各 8 条，然后将它们放进设有通电装置的实验箱里。三组狗的情况具体如下。

A 组的狗只要用鼻子按下一个按钮就可以避免被电击。A 组的狗花了很长时间才找到避免被电击的方法。

B 组的狗即使用鼻子按下按钮也无法避免被电击，这些狗一开始努力挣扎，后来就渐渐放弃了。

最幸运的是 C 组的狗，它们没有受到电击。

之后，这些狗被从实验箱中放出。

第二天，研究人员准备了一种特殊的实验箱。如下图所示，这种实验箱一半通电，一半不通电，中间设置了一道狗稍微抬脚就能越过去的非常低的障碍物。之后，研究人员将 A、B、C 三组狗放在箱子的通电区域。

按下通电按钮之后，结果如何呢？

A、C 组的狗顺利越过障碍物，躲到了实验箱另一半不通电的安全区域。

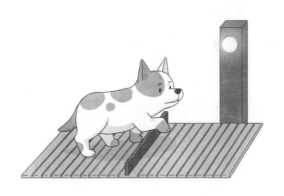

B 组只有 2 条狗越过了障碍物，其余 6 条狗直接瘫坐在通电区域，没有做任何反抗。

塞利格曼将这 6 条狗的行为命名为：

"习得性无助"（Learned Helplessness）。

一个人如果一直处于不可控、无法回避的情景中，那么即便拥有离开的能力，也不会离开，这种现象就被称为"习得性无助"。简言之，一个人如果表现出了习得性无助的行为，就意味着他形成了自暴自弃的性格。

没有毫无来由的
无助
/

像民秀这样的孩子，并不是因为贪图享受才什么都不想做。就像 B 组的狗一样，它们不是因为舒服才选择放弃挣扎的。大人们不该给民秀贴上"懒惰""贪图享受"之类的标签。要知道，陷入无助的孩子虽然内心非常痛苦，却什么都做不了。

民秀上中学之前一直和妈妈一起生活。但后来他妈妈换了工作，无法每天回家照顾年幼的他，他不能再和妈妈一起生活了。民秀不想和妈妈分开，就和妈妈耍赖、赌气，也向妈妈祈求，但他的做法不足以改变妈妈的决定。

最终，民秀搬到了奶奶家，来到了一个陌生的地方，离开了妈妈和所有的朋友。民秀虽然试图不与妈妈分开，但一切尝试都失败了。对不得不适应陌生环境的民秀来说，中学生活让他再一次体会到了无助。无论是人际关系，还是学习成绩，都一团糟。大家都只和关系亲密的好友相处，没有人主动对民秀表示关心。民秀好不容易才交到了一个朋友。他上课想好好听讲，可是却听不进去。奶奶总是对他说"只要好好学习就行，加油"，他给妈妈打电话说自己想回去，可每次得到的回答都是"别说这些不懂事的话"。

没有得到任何帮助和安慰的民秀，感觉自己的能量全部用光了。民秀再也没有力气，也没有动力打起精神来。虽然民秀表达了想和妈妈一起生活的强烈愿望，也努力交朋友、努力学习了，但最终一切都失败了。接连的失败彻底击垮了民秀。

反复失败之后，民秀疲惫不堪，他的心里只剩下面这三种想法：

1. 我之所以失败，全都是自己的错。

2. 我总是失败。

3. 我会一直失败下去。

像民秀这样陷入无助的人通常会选择上述三种解释方式

（explanatory style）。反复琢磨成了他们的惯性思维，这种思维还会激发出下列想法：

> 看来我真的不行，我真没出息，我真没用……
>
> 真难受，我这么没用，真的好痛苦……
>
> 我还不如什么都不做，反正做了也无法改变什么，不尝试不就不会痛苦了吗？

受到伤害之后实在太痛苦了，人会本能地避免受到伤害。痛苦的记忆、不想再痛苦下去的渴望会逼得一个人为了不再受伤而选择什么都不做，因为什么都不做就不会受伤，虽然他其实心里也明白，即使什么都不做，自己也不会感到快乐。如果你也和民秀一样一点儿事都不想做，我想对你说：

> "不想努力也没关系。这段时间你过得很辛苦，好好休息一下吧。没关系的。"

你如果因为责任感而硬着头皮做某件事情，过不了多久还是会放弃的。陷入无助，意味着你心中的能量全部消耗殆尽。你需要时间"充电"，"充满电"后才能再出发。

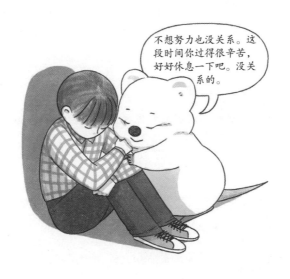

如何重新燃起
做某件事的激情？

/

陷入无助后，也许你会因为不知道自己会陷在这种状态里
多久而感到担忧。记住，处于无助状态时，一定要有信心，相
信自己以后一定可以重新开始，然后平和地度过这段无助的日
子。如何保持心态平和呢？

方法1　经常对自己说"什么都不做也没关系"

再对自己说一遍"什么都不做也没关系"，或许现在的你正需要这个。如果一次又一次的失败、被嘲笑和被排挤让你感到非常痛苦，而为了不再痛苦你选择让生活停摆，那么就什么都别做吧，这也是一种很好的办法。不要勉强自己。好好照顾自己，直到心里的伤口愈合。家人和朋友应该理解想要躲起来的民秀，他不是什么都不想做，而是想要重新站起来——现在的他需要"充电"。

方法2　改变解释方式

一项针对陷入习得性无助的人的调查显示，这些人有一个共同点，那就是面对自己的失败都有三种解释方式（都怪我！／我总是失败！／我还会继续失败下去！）。面对自己的失败，积极乐观的人却有着完全相反的解释方式（都是因为外部环境！／马上就会好的！／其他的事情和这件事情不一样！）。

举个例子，你的好朋友突然给你发来信息，你如果没能立刻回复，会怎么样呢？

+ 无助 VS 乐观 +

失败的经验：没能及时回复好朋友的信息		
解释方式	无助的心理	乐观的心理
1. 原因	都是我的错	情况不妙
2. 会持续下去吗？	他会永远讨厌我	他生一会儿气就会好的
3. 会反复出现吗？	别的朋友也会讨厌我	和别的朋友照常相处

不过，通过练习可以改变一个人对失败的解释方式。请你进行下面的练习。

1. 想一段最近遭遇的失败经历。

2. 尝试解释失败的原因。

3. 用积极乐观的方式解释失败的原因。

+ 练习用乐观的方式解释失败 +

	失败的经历 1	失败的经历 2
解释方式	乐观的心理	乐观的心理
1. 原因		
2. 会持续下去吗？		
3. 会反复出现吗？		

有意识地用乐观的方式来解释失败的经历，你的思维习惯将逐渐发生改变。

方法3　体验成功！

"丁零，充电完成。"

总有一天，你的大脑里会接收到这样的信号。这种信号可能很微弱，且会以多种形态呈现，比如：

"哟，今天天气不错，我们出去转转吧！"

"啊！忽然想和○○○见面了。"

"真无聊！"

如果大脑里出现了上述声音，或者有了差不多的感觉，就说明你即将跳出习得性无助的泥潭。习得性无助源于一个人的反复失败。克服它的最好的办法就是体验成功。哪怕是做成了一件微不足道的事情也可以。定了早上7点的闹钟并按时起床，去了一个从没去过的地方等，这些事情看起来不值一提，做一下也无妨。你如果想问我做成了这些不值一提的小事有什么意义，我可以明确地告诉你，最终将你从长久的无助感中拯救出来的不是别的，正是这些微不足道的成功的体验。

+ 我的“小小成功”挑战 +

1.

2.

3.

4.

5.

6.

7.

我想好好活着

厌世背后
隐藏的秘密
/

考不完的试、难以处理的人际关系、上不完的培训班……
生活中的很多事情让我们感到吃力、难过而又无法摆脱，有人
甚至为此产生了厌世心理。但我相信，没有一个人会心甘情愿
地放弃生命！

一些人会开玩笑地说"我不想活了"，但真正有这个想法
的人是不会随便把这样的话说出口的，因为他们内心十分痛苦，
并且很害怕。

不要怕，痛苦越分越少！越是痛苦，就越要把内心的情感

和想法表达出来，和周围的人分享。其实我在十几岁的时候也动过离开这个世界的念头，幸运的是，我只是想想而已。长大成人后，我分析了自己当时的心理，得出了如下结论：

"我其实想好好活着。"

十几岁的我和父母、朋友吵架，被同学孤立，考试成绩下降，高考失利……种种经历让当时的我难以承受，才动了那样的念头。但是，每当我冲动的时候，我都希望自己快点儿入睡，因为每次睡醒后我就冷静下来了。所以说，当时的我并非真的不想活了，只是想逃避现实和过上全新的生活。归根结底，我还是想好好地活着。

长大后，我解开了自己十几岁时错综复杂的心结，发现当时的我要的其实非常简单，那就是大喊一声："我太累了！请理解我，安慰我！"

不要因
尚未发生的事情而痛苦
/

与一些陷入绝望情绪的孩子聊天后我发现，他们中的大多数都与青少年时期的我想法相似：所谓的绝望，其实是希望潇洒地活着。我能感受到他们想活得快乐、富有乐趣，想轻松自如地应对人际关系、学校生活、学业等。他们都曾努力过，却遭受了很大的伤害。

看到他们，我就会想起十几岁时的自己。虽然他们口中说的是"绝望"，但我听到的却是"希望好好活着"的呐喊，并为他们感到心痛。面对这些孩子，我不会骗他们说"加油！一切都会好起来的！"，而会坚定地告诉他们：

"生命很长，没有人知道你会去到哪里。"

十几岁的时候，我觉得自己的人生没有方向，并且担心以后不会有亲密的朋友、无法考上理想的大学、脑子越来越不好用……但随着时间的流逝，我发现我担心的这些事情一件也没有发生。现在的你是不是觉得自己的梦想很难实现？没错，一个人的梦想很少能变成现实。但是，往好处想，这不也意味着一个人的担忧也很少会变成现实吗？

人生充满偶然。虽然现在不幸身处黑暗的山谷，但你终将迎来明亮的阳光。就算一条路被堵了，但你面前很可能会出现另一条你未曾想过的路，引导着你去体验不同的人生。

在现实生活中，你难免走进死胡同，但是你要知道，你的烦恼仅此而已。你脑海中地下 100 层的黑暗地狱只不过是你的想象而已。请不要因尚未发生的事情而痛苦。我想告诉你的是，没有人知道明天、下周、明年或三年后的自己会变成什么样子。

想放弃生命时，
请这样做！
/

如果害怕自己会产生放弃生命的冲动，害怕自己最终会输给这种冲动，那就来提前学习如何保护自己。

方法1　告诉自己再坚持一下就好了

一项针对产生自杀冲动的抑郁症患者的脑部研究[3]显示，重度抑郁症患者的大脑功能，特别是前额叶和边缘系统的功能有所下降。前额叶是负责思考、判断等高层次的复杂智力活动的部位，边缘系统则是负责调节本能和情绪的部位。产生自杀冲动意味着大脑发生了变化，边缘系统过度活跃。

一个人的悲伤、愤怒、不安等负面情绪是由边缘系统调节的。一般而言，如果边缘系统过度活跃（使人产生自杀冲动），前额叶就会对其进行控制。重度抑郁症患者的前额叶无法有效控制边缘系统，这可能导致他们产生强烈的自杀冲动。

由此可见，自杀冲动与负面情绪的产生机制是一样的。即使心里再怎么烦躁，一个人也不会一天 24 小时都发脾气。烦躁的情绪往往转瞬即逝，自杀冲动也一样：短则几分钟，长则几小时，之后就消失不见。如果脑海中突然产生"我不想活了"的想法，请对自己说：

"啊，你来了，不过我知道你很快就会走的。"

方法2　大声说出来

"老师，我不想活了。"一个孩子对我说。我的回答是："你能把这句话对我说 10 遍吗？"

听了我的话，那个孩子一开始有点儿慌张，但接着就变得烦躁："老师，我真的不想活了。这种想法可能会一直持续下去，我真的要死了。"

我让他重复 10 遍，但那个孩子流着眼泪说了大约 20 遍，并且哭声逐渐减弱。最后我问他："你现在感觉怎么样？"

"比刚才好多了。"

接下来我才与他讨论他所面临的真正的问题。

越是痛苦，就越要把内心的想法表达出来。表达出来了，"我不想活了"的冲动很快就会过去。

不要在乎表达的技巧，只要开口吐露自己的痛苦和想死的念头就可以。你可以向家人、朋友、老师吐露心声，如果实在没有勇气说出来，也可以写在本子上。只有把"我不想活了"真的说出来，你才能拯救自己。

方法3　提前准备

如果时常产生"我不想活了"的冲动，一定要在心情好的时候提前做好准备。

① 把可能对自己造成身体伤害的东西都收起来。

② 找一些可以让自己平静下来的方法，比如散步、听音乐、运动、喝热可可、见见朋友等。可以提前向好朋友寻求帮助，比如对他们说"当我有不想活了的想法时，可以给你打电话吗？"。请把自己想到的方法提前排好顺序，当放弃生命的冲动来袭时，按照顺序一一尝试，努力让自己平静下来。

③ 在笔记本上写下长大后想做的事情，比如环游世界、独立生活等，也可以粘贴一些照片或自己喜爱的图画作为装饰。当被绝望情绪裹挟时，请打开这本笔记本。

当你觉得坚持不下去的时候，请对自己说：

"再吃一次芝士炸鸡吧！"

当然，芝士炸鸡可以替换成牛肉、比萨、芝士炒年糕等任何你想吃却很少能吃到的美食！当你觉得自己坚持不下去的时候，去吃自己想吃的美食吧，吃完再说。不管用什么方法，只要能够转移自己的注意力 30 分钟，你的未来就可能因此而发生改变。

请记住：

一切终将过去。

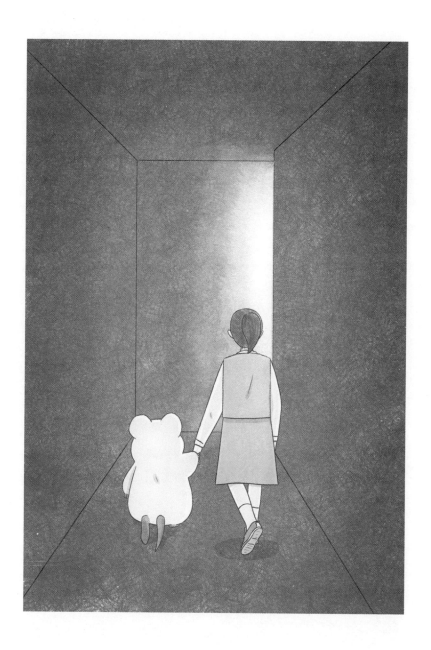

时刻处于恐惧中

习惯性不安 🔍

佳妍的自述

我以前的学习成绩还不错，在班里排第三名左右。但是去年期中考试，我的成绩下滑得很厉害。虽然经过努力，我又恢复了原来的名次，但从那时起，我心里就一直很不安："如果成绩再次下滑怎么办呢？"我感觉压力特别大，经常感到不安，以至于无法集中精力学习，根本学不进去。这段时间，我一直处于抑郁、无力和不安中。现在又快要考试了，我该怎么办呢？

佳妍学习成绩很好，与朋友的关系也很好，总之什么都做得很好。但即便如此，她也常常陷入不安，并且自责："我为什么会这样？"佳妍这样的孩子大都深藏自己的抑郁情绪，他们内心深处总担心自己不够优秀，所以难以表露内心，经常独自痛苦。经过一番挣扎，克服困难来到咨询室的孩子这样对我说：

"我不知道能否说出内心的苦闷。跟朋友吐露心中的不安时，朋友只会说'你瞎担什么心啊，是吃饱了撑的吗？我要是有你那个水平，什么都不担心'。"

但事实却是佳妍内心饱受煎熬，而且心理问题已经严重到抑郁的程度了。明明一切都做得很好，却感到十分痛苦的佳妍，心里在想些什么呢？

即便有人称赞我，我也会感到不安，这是为什么呢？

/

前面我们讲到孝珠因为缺乏自信而总是感到痛苦，她缺乏自信的根源是反复失败。佳妍与孝珠情况完全不同，她成绩好，与朋友的关系十分融洽，学校生活很顺利，也拥有"我很聪明，能够成功"的自信，但却总是感到不安和抑郁。你可能想不到，问题恰恰出在"我很聪明，能够成功"的想法上。

"我很聪明。"

"我很漂亮。"

这些想法的源头其实是对他人进行评价和与他人进行比较。"我和别人不一样""我更厉害""我是好样的"……这些想法确实有助于提升自己的自信心，但是随之而来的却是"我应该做得更好""我应该更漂亮""如果我成绩下滑怎么办？"……

如果问佳妍这样的孩子"下次考试能考好吗？"，他会回答"应该能"，但是转头又会说"其实我担心自己不行。虽然我觉得自己能考好，但不知道为什么心里总觉得不安"。一个人一直成功的时候，感受不到这种不安。但一个人不可能一直成功，总是不可避免地产生"我也可能会失败"的想法，之后不安就随之而来了。那么，这是为什么呢？

成绩突然下降。

父母偶然说："隔壁的智妍学习那么差，可怎么办呢？"

在心里嘲笑别人："长得真丑！"

这些小事可能就是导火索，让你在脑海中拉响警报。"失败了该怎么办呢？失败了，我也会挨骂吧？"

虽然大家都呼吁增强自信和自尊，但有时自信心过强反而过犹不及。"我比他聪明""我比她漂亮""我比他厉害"等通过与他人比较得到的自信，并不是真的自信。一旦自己落后于别人，这种自信就会坍塌，你就会陷入"我完了，我也这样了"的泥沼。

我们真正需要的其实并不是"我比别人聪明，所以我很了不起"之类的假模假式的自信，而是"不优秀又怎样呢？失败了也没关系"的自我宽容，这在心理学上被称为"自我关怀"（self-compassion）。[4]

当你成功了十次，却因为一次失败感到痛苦、难过时，不要着急，我有办法。

明明做得很好，却习惯性不安
/

我们需要更宽容地对待自己。当"搞砸了怎么办？"之类的不安席卷而来时，你可以尝试一下下面的方法。

方法1　与自己对话，就像与很难相处的人对话一样

如果你最害怕的老师对你说"我的车坏了，怎么办？"，你会怎么回答呢？你应该不会说"干脆当废车处理了，买辆新车吧"，即便你心里真是这么想的，你也会说"别太担心了，没关系"。我们通常不会和很难相处的人直接说出内心的真实

想法，而会用委婉的、迎合对方的方式说话。

当你忽然感到不安时，可以像与很难相处的人说话那样，与自己进行对话。这是对自己宽容的方法的核心：像对待难相处的人一样对待自己，或者像珍视自己喜欢的人一样珍视自己。

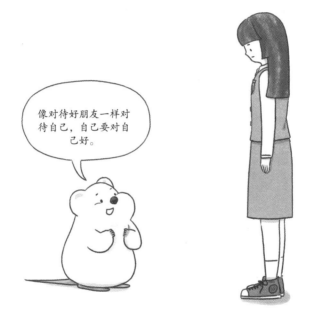

像对待好朋友一样对待自己，自己要对自己好。

假设你最亲密的朋友对你说"我考试考砸了，怎么办？"，你应该不会说"完了，你果然考砸了，我不是早就让你好好准备了吗？"，而会尽可能地与朋友产生共鸣，并且安慰、鼓励朋友。

对你而言最重要的人和你最应该好好对待的人，不是朋友，不是老师，也不是父母，而是你自己。当你发现自己陷入不安时，请对自己说：

"〇〇〇，没关系，不要太担心。"

你一开始可能会感觉有些不适应，尝试两三次就好了。

方法2　告诉自己，你不用很特别

你听说过"只有拥有自信，才能幸福"之类的话吧？

"我很特别。""我很了不起。""我闪闪发光。"

你可能有上述想法，但你真的应该这样想吗？认为自己与众不同的优越感，反而可能让你陷入不安——"我这么与众不同，落后于人可就丢脸了"。因为，有上面这些想法的人总是想要变得更好、更出色。

说到这里，我就要问了：

你真的需要时时刻刻都很出色吗？

你可以这样对自己说："我也和别人一样会失误，我也有缺点，我不需要一直表现得与众不同。"

当你认为自己没有什么与众不同之处时，当你认同自己是一个和其他人一样会失误的普通人时，你就能拥有真正的自信，真正爱自己。

方法3　冥想

在这里，我要向你介绍一个非常有用的方法，当你不安地想"我为什么会这样？"或突然感到抑郁时，可以照做。方法非常简单，实施起来只要 3 分钟就足够了。

放一段舒缓的音乐。

安静地坐在椅子上，缓慢地深呼吸。

回想一个曾经让你感到最幸福的瞬间，这时，你的内心会变得温暖，嘴角可能会不自觉地上扬。让自己沉浸在这一瞬间的幸福里。

试着在心里亲切地对自己说下面的这些话（当然，你也可以自言自语）。

希望我能平静下来……

希望我能像现在这样平平安安……

希望我能够健康……

希望我能够幸福……

希望我永远健康、平安、幸福……

希望我的家人、朋友，都健康、平安、幸福……

在心里对自己说 3 遍上面的话。

把平和的内心作为礼物送给既特别又没那么特别的自己。

试着这样冥想 3 分钟，你的内心肯定会变得温暖起来。请一定要尝试一下这个方法。

我该怎么拒绝?

周英的自述

朋友们都觉得我是一个善良的人,我也因为善良而受到朋友们的喜爱,人缘很好。不过,其实没有人真正了解我的内心。

我无法拒绝别人。昨天放学后,我走在回家的路上,忽然有三个朋友跑过来对我大喊:

"大家快过来啊,今天周英请大家喝珍珠奶茶!"

"什么?"

"谢谢啊,周英。"

"哇!周英,你最好了!还是你最大方!"

"嗯……"

由于不会拒绝,我那天平白无故花了一百多块钱,这可是我一周的零花钱，一下子就都花光了，剩下的日子我只能硬撑着。这件事吧，我倒还能忍受……问题是上周发生的一件事，我久久不能释怀。

"周英，接下来要考的这门课你学得很好吧？那麻烦你考试的时候让我看看答卷呗？"

"不行，不行。我看起来这么好欺负吗？"

哪怕我在心里极力拒绝，却始终没能把这句话说出口。

"好吧……"

有时我也会拒绝别人，但只要那个人一直缠着我，最终我还是会点头同意。但是，同意后我又会后悔，脸上在微笑，心里却在流泪。我如果总是这样怎么办？我很担心。表面上看，我性格很好，会为朋友着想，但实际上我在心里埋怨自己太在意朋友的反应。为什么我会是这样的人呢？我逐渐变得抑郁。我应该怎么办呢？

听了周英的讲述，我首先告诉她的是，能够为朋友着想是一件非常了不起的事情。周英是一个非常值得珍视的孩子，因为在这个世界上，自私的人比善良的人要多得多。像周英这样重视朋友，并且为朋友着想的人真的不多。

现在一些人认为"坏就是帅"，但这都是媒体编造出来的形象而已。人们内心真正期待的，并且想走近的人是像周英这样心地善良、美好的人。应该改变的人根本不是周英，而是那些让周英难过、痛苦的人。

你如果和周英情况一样，感觉很痛苦，想做出改变，那么应该深入自己的内心。我会陪着你。

所有人都
渴望获得认同
/

"你真是一个好人，很善良，也很亲切。"

没有人不喜欢这样的称赞。所有人都想获得认同，都想被别人喜欢。反言之，所有人都不希望自己被别人讨厌，这可以说是人的本能。我们可以从两个方面来分析人的这一本能。

人类很弱小，如若孤身一人置于大自然中，就会成为狼、熊、狮子等的腹中美食。而当人组成群体，就变成了世界上最强大的物种。所以，人类总是过着群居生活。而在群居生活中，得到认同、得到爱对一个人来说是一件十分重要的事情。在原始社会，一个人如若遭到群体的唾弃，那就相当于被置于荒野之中。被排挤就意味着死亡。于是，经过数十万年的时间，人类的 DNA 里便刻上了想要获得认同的印记。不光是人，猴子、狗、长颈鹿等群居动物也有向同伴示好的习性。

如此，向别人示好、不想被别人讨厌就成了人的本能，不想获得认同反而是不正常的表现。但是，像周英这样的孩子，他们考虑的已经不单纯是通过向别人示好来获得认同，他们已经陷入了担心自己被别人讨厌，并为此感到十分不安的认同焦虑中。

如若出现认同焦虑，那就需要详细了解渴望获得认同的第二个原因。

为什么我总在重复
这样的关系？
/

渴望获得认同的想法植根于人的生活经历，特别是儿时的经历。人类非常脆弱。刚出生时，孩子的吃喝拉撒全部依赖父母，这样他们才能长大。父母就是照耀着孩子的太阳。孩子渴望从"太阳"那里得到爱、关注和认同。他们的目的很简单，就是活下去。随着孩子逐渐长大，他们成长为有自我意识的个体，但从"太阳"那里获得认同的渴望却延续了下来。事实上，渴望被认同、受"善良情结"折磨的孩子大都表示自己的父母难以相处。

周英小时候，她的妈妈就非常啬啬称赞周英。即便周英考了 95 分，她的妈妈也会为她丢了 5 分而批评她。周英有一个比她小 5 岁的弟弟。由于妈妈要上班，所以照顾弟弟便成了周英的任务。只要弟弟犯错，挨批评的总是周英，而不是弟弟。

有时，周英会非常渴望获得妈妈的认同。尽管妈妈对她很冷淡，但周英还是想获得妈妈的称赞，哪怕是妈妈用冷冰冰的语气说一句"孩子，你辛苦了"。为了获得妈妈的称赞，周英更加努力地照看弟弟、做家务。尽管如此，她还是经常受到妈妈的批评，比如"房间里怎么乱成这个样子？""你学习到底行不行啊？""你是姐姐，难道不应该照顾弟弟吗？"。于是，周英心里就产生了下面这些想法。

我再怎么努力，也无法得到别人的认同。

妈妈永远只会为我的错误指责我。

为了获得周围人的认同，我需要做出牺牲。

上述想法在无意间影响了周英交友。从和妈妈的相处中得来的"只有做出牺牲，才能获得认同"的错误想法，反复投射在周英与朋友的相处上。

"如果我不让他看我的答卷，他就会讨厌我，就会觉得我很坏。"周英的脑海中无意识地闪过这种想法，心中的不安和担忧使得周英不敢拒绝别人。

那么，对现在的周英来说，她需要的是什么？她需要的其实是拒绝别人的勇气。如果你也像周英一样，请你为自己鼓气。

方法1　告诉自己，朋友和父母是不一样的

不敢拒绝朋友是因为心中的错觉，即把朋友当成了令人敬畏的父母，认为自己拒绝朋友的那一刻，朋友就会讨厌甚至指责自己，并为此感到不安和害怕。这就是认同焦虑。要想摆脱认同焦虑，你需要明白这种焦虑的根源是自己的错觉。记忆中父母的阴影笼罩着你？但是请记住，它只不过是你的记忆而已，并不是你现在面对的真实情况。时刻提醒自己，现在你面对的是你的朋友。

方法2　看透自己渴望获得认同背后隐藏的想法

渴望获得认同与人的生存本能有关，它虽然是在人意识不到的时候产生的，但却非常强烈。仅仅告诉自己"原来这一切是我的错觉"很难克服你作为人的本能，你还要用语言或文字把内心的错觉具象化。如果你害怕拒绝别人，不要一味地暗示自己"我就是这么小心的人，我就是害怕得罪人"，而要思考到底是什么让你感到不安。接下来，让我们一起来了解一下周英的内心世界。

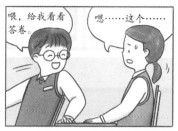

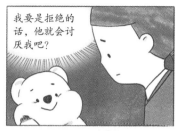

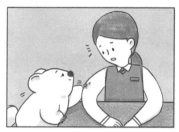

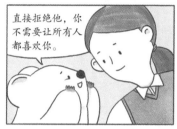

当朋友说"给我看看答卷"时，周英立即感到担心和不安。这种担心和不安的背后隐藏着"只有满足别人的要求，自己才能获得认同，否则就会被讨厌和指责"的想法。但其实周英没有必要非得到朋友的认同不可。另外，不答应朋友的请求也不一定就会遭到朋友的讨厌或指责。如果朋友完全不能接受你的拒绝，那么和这样的朋友关系破裂对你来说反而是一件好事。

隐藏在渴望被认同背后的想法，其实荒唐透顶。问题在于，当被不安侵袭时，你可能像傻瓜一样根本看不透其中的荒唐所在。所以，当不再感到不安时，你可以认真体会一下自己当时的感受。

问问自己："如果拒绝朋友的请求，会发生什么呢？"

+ 害怕拒绝别人的原因 [5] +

事件	初始情绪（得分）	渴望被认同背后隐藏的想法	合理反应	最终情绪（得分）
朋友要求考试时给他看答卷	不安（60）	如果拒绝朋友的请求，朋友就会讨厌我，还可能会对其他朋友说我的坏话	我答应了他太多的请求，这次我不能照着办了。给他看我的答卷会违反考场纪律，很可能会给我惹麻烦。就算我拒绝了他，他也应该理解我	不安（20）勇敢（50）

"我不给朋友看答卷，他会觉得我很坏吗？"

直面自己害怕的事情之后你就会发现，你不安和害怕的根源其实是自己不合理的想法。慢慢地，你的认同焦虑就会逐渐减轻。

方法3　给自己拒绝的勇气

意识到是什么导致你害怕拒绝别人后，现在你要做的就是去尝试拒绝别人的不合理请求了。当朋友提出无理的请求时，不要回避，要勇敢地拒绝。一开始你可能会感到不安甚至恐惧，不要退缩，深吸一口气，回想自己在上面的表格里填写的内容。"这不过是我的错觉。""即使拒绝朋友的请求，我也不会被朋友讨厌，没关系的。"你可以对自己说一些鼓劲的话，然后勇敢地向前迈出一步：

"对不起，我不能也不敢给你看答卷。"

拒绝了一次后你就会知道，什么都不会发生。

但是，你只有亲自尝试之后才能得到这样的感悟。

付诸行动吧！行动拥有魔法，行动就是力量。

与其在脑海里想一百次，不如尝试一次。不要害怕，拒绝别人的次数越多，你就越能体会到那些让你痛苦的想法（比如"他们会讨厌我、指责我"）不过是你自己的错觉。

如果一直没有勇气拒绝别人，则可以对着墙不断练习，直到产生勇气。采用这样的方式不断练习，你内心的不安会越来越少，你就越发敢于拒绝别人。

构建真实的人际关系

你曾经是否认为答应别人的请求才能让你更受欢迎?

如果执着于得到周围人的认同，你可能总会听到朋友说你"很善良"，但这样的友谊不是真正的友谊。如若想获得别人的真心，你有时需要将自己的真情实感表露出来。一味地说"好的"，别人也许在一开始会非常喜欢你，但看到你不分时间场合地说"好的"，最终反而无法对你产生好感——别人可能会说"他总是好啊好的，谁知道心里在想什么"，甚至觉得你是个傻瓜。

真实地说出自己内心的想法，拒绝朋友的不合理请求，倒是有可能和朋友建立真正的友谊。要告诉别人你为什么生气，为什么心情不好。当然，这样做也许会让你的朋友对你感到失望，但是你要知道，即使你不这样做，这样的朋友最终也会远离你。真实地表露自己的内心后，肯定会有朋友感觉与你心意相通，这样的朋友才是真正值得你好好相处的朋友。

良好、健康的人际关系的基础不是相互百分百认同，而是相互理解。

我为什么这么没用？

自卑情结 🔍

慧妍的白述

我一直很自卑，不自信。遇到比我优秀的同学，我就会自惭形秽。班里有个跟我名字一样的同学，叫金慧妍（我叫朴慧妍），她是一个优秀的学生——性格好，长得漂亮，深受同学们喜欢。因为她的存在，我一直畏畏缩缩的。有一次，班里有同学喊"慧妍"，我一回头发现他喊的并不是我，而是金慧妍。从那以后，无论谁喊"慧妍"，我都不回头，因为如果回头却发现喊的不是我，那就太尴尬了，我会感觉受到了伤害。

我学习成绩一般，好朋友不多，也不幽默。如果非要说我的优点是什么，也就是喜欢读书、写作了。但是，即便在我擅长的领域，我也备受打击。

"金慧妍，你准备参加这次的读书讨论会吗？"

"嗯。"

"应该去。你平常读那么多书，一定没问题。一定要参加呀！对了，朴慧妍，你参加吗？"

"嗯？我不参加。"

"都叫'慧妍'，你也不能落后啊！加油吧！"

其实我原本是想参加读书讨论会的，并且已经为此做了很多准备，但一听金慧妍要参加，我不知怎的就说自己不参加了，然后就真的不想参加了，我也对自己的这种做法感到很惊讶。我到底为什么会这样呢？从那天起，我就开始讨厌金慧妍了。为什么要把我们分到一个班？我对小心眼的自己感到非常失望，觉得自己的所作所为、所思所想很丢人，跟谁都没法解释我的行为和想法……我特别难过、郁闷。

你最讨厌的事情是什么？是不是父母总是把你和别人进行比较？

但是，也许你自己也经常做着自己最讨厌的事情——不停地将自己与别人进行比较，并为此感到难受。这就是自卑的表现，它与抑郁关系密切。为了研究自卑，我特地"邀请"了该领域最厉害的专家来与你见面，他就是心理学家阿尔弗雷德·阿德勒。他认为人之所以为人，是因为与生俱来的自卑。

他平生致力于研究如何克服自卑，因为他小时候也饱受自卑的折磨。

阿德勒天生患有佝偻病，直到 4 岁才会走路。5 岁时，他又患了严重的肺炎，被医生判定无法活下去。上小学后，因为学习成绩太差，他被老师劝告"还是别上学了，去学个修皮鞋之类的技术活吧"。阿德勒是众多兄弟姐妹（4 男 2 女）中的受气包。他曾经坦言，在面对健康、聪明的兄弟姐妹和周围的其他人时，他一直感到自卑。[6]

后来，阿德勒将自己的自卑化为动力，学习心理学，并建立了独具创造性的心理学体系——个体心理学，因而成为相关研究领域的先驱。

自卑的根源
是什么？
/

阿德勒认为每个人都会自卑。一个人还是婴儿的时候，见到周围都是比自己强大的人，于是开始慢慢产生"我真无能"的自卑感。此后，在激烈的竞争中，人变得越来越自卑，即自卑感越来越强烈。每个人都有自卑的时候。当一个人过度自卑时，就可能引发抑郁。阿德勒把过度自卑称为"自卑情结"

(inferiority complex)。

有自卑情结的人是不幸的，他们不断地把自己与别人进行比较。如果像朴慧妍一样被自卑压倒，就会产生"干脆什么都不做，这样就不用和别人比较了"的极端想法。他们的逻辑是这样的：与其让别人看到自己的无能，并对自己做出评判，不如干脆放弃。于是，他们陷入了无助。

会让人抑郁和无助的自卑的根源是什么呢？对于这个问题，阿德勒的回答意味深长。

"答案只有一个，他为自己设定了非常高的目标。"[7]

这句话中就隐藏了自卑的本质与克服自卑的方法。

我在心中设定了
连自己都没有意识到的目标
/

感到自卑的时候，首先问问自己："什么可以让我不再自卑？"你的答案是"获得全校第一名的好成绩"，还是"一下子变漂亮"，抑或是"忽然拥有极高的人气"等宏大的目标吗？因为无法达到本身就难以实现的目标而感到抑郁的话，那就太令人遗憾了。很多孩子都设定了太高的目标，并因自己无法实现这些目标而感到痛苦。最难实现的目标是什么呢？那就是：

"我想赢过○○○。"

朴慧妍准备参加读书讨论会的理由，以及最终选择放弃的理由都和她自己可能的表现无关。

她心底一直有一个目标，那就是"不管怎样，都要表现得比金慧妍更厉害"。但是，一听到金慧妍也要参加读书讨论会，她就害怕了——"金慧妍也要参加？如果最后我输给了她怎么办？"

阿德勒认为自卑来源于与周围人的比较。面对高大的哥哥、聪明的姐姐等都可能让你感到自卑，因为你心底可能自然而然地想"我也要像哥哥一样高大"或者"我也要像姐姐一样聪明"。实际上，你内心真正的想法是：

"我要是也很高大，就会比哥哥更受欢迎。"
"我要是也很聪明，就会比姐姐更受欢迎。"

说到底，还是渴望被认同的欲望在作祟。

为自卑所困的孩子经常会说"要是没有○○○，我就更受欢迎了。我不招人喜欢，都是因为○○○"，也有孩子会说"要是没有○○○，我就会和○○○成为最好的朋友"。总是有这样的想法的话，想获得认同的欲望、想获得爱的欲望就难以得到满足了。

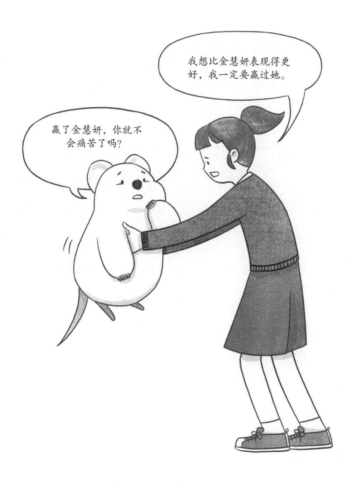

"我想从妈妈那里获得更多的爱，结果却全都被他抢走了。就是因为他，我永远也得不到妈妈的爱。"

朴慧妍无意识地把金慧妍当成了儿时与自己争夺母爱的弟弟，即把金慧妍看成了竞争者。

前面我已经介绍了周英想获得认同，她的表现是消极的；朴慧妍也想获得认同，她的表现却是积极的。两者的共同点则是"内心想获得认同的欲望无法完全得到满足"。如果朴慧妍到初二时不再与金慧妍分在同一个班，她就不会再自卑了吗？不幸的是，并非如此。"要是没有她，……"的想法一旦产生，就会让她的生命中出现一个又一个"金慧妍"。说到底，儿时被弟弟"抢走了本应属于自己的爱"留下的伤害太深了。

改变目标，
消除自卑
/

接下来我将告诉你如何消除让你痛苦的自卑。

方法1　了解自己自卑的根源

在消除让你陷入痛苦的自卑之前，先要了解自己感到自卑的原因。你是想拥有某某的外貌、成绩、性格、能力，还是想得到周围人的关心和认同呢？这两者通常混杂在一起，所以要弄清楚自己真正想要的是什么，并仔细探究在你心中哪一个更重要。

"我希望像他一样能力出众。"	（　　　　）%
"我希望像他一样受到欢迎和肯定。"	（　　　　）%

如果你的自卑源于对自身能力的不自信，请阅读方法 3 相关的内容；而如果无法得到周围人的关心和认同才是你痛苦的根源，那请阅读方法 2 相关的内容。

方法2　明白得到认同不等同于交友

有的孩子如果得不到周围人的关心和认同，就会感到痛苦、空虚，严重的时候甚至会认为"所有人都讨厌我"或"全世界都讨厌我"。但越是执着于得到周围人的认同，反而与周围的人越疏离，原因如下。

如果执着于得到认同，就会过分在意周围人的目光，说话吞吞吐吐、脸红，担心"说这些话会不会挨骂"。一个说话吞吞吐吐的人很难散发个人魅力吧？另外，如果试图通过做出夸张的动作来引起周围人的关注，也难以让人产生好感。

不执着于得到认同，朋友反而会和你亲近，这是大多数人都不知道的处理人际关系的秘诀——好感其实是人在无意间形成的。你对某个朋友有好感是因为他"学习好，人气高，长得帅"吗？就算你觉得自己就是这样想的，但很有可能这只是你的错觉。因为对方长得帅、学习好而结交的朋友，你们之间的友情很快就会变淡，不可能长久。真正喜欢一个人的最重要的理由就是"喜欢"。不是因为对方长得帅，也不是因为对方学习好、人气高，而是单纯地被对方吸引，觉得和他交朋友就是能让自己不再自卑。交朋友其实没有什么特别的理由，只是因为"喜欢、合拍、有趣"。

　　当你交到真正的朋友时，你们会互相珍视对方，你内心深处的自卑会慢慢消失；和对方交朋友，你心中的想法会变成"他真的喜欢我"。不要为了消除自己的自卑而一味想着赢过○○○。希望通过在某些方面占点儿上风来消除内心的自卑，被证明是徒劳的。朴慧妍即使在某一方面战胜了金慧妍，暂时获得了认同，也无法消除内心的自卑，因为很快她就会希望在其他方面获得认同。

　　请找一位真正的朋友来填补内心的空缺，寻找真正的朋友的路漫长而艰难，中间可能会发生很多令你伤心的事。当你找到真正的朋友后，珍视他，关爱他，并接受他对你的关爱吧。"我真的好烦金慧妍，为什么我们的名字是一样的?!唉，其实

我好羡慕她。"朴慧妍如果找到了真正的朋友，就可以向朋友
这样抱怨，朋友一定会给她回应的。

方法3　将自卑为己所用

你是在那些学习能力、运动能力或交际能力很强的人面前
感到自卑吗？那么你的自卑并不是你要克服的对象，而是你作
为人所拥有的一种正常的欲望的体现。对此，阿德勒认为：

"人生来就自卑，自卑是走向卓越的原动力。"[8]

阿德勒认为自卑是推动人成长的积极因素。从自卑中产生
的追求卓越的想法，可以成为引领成长的原动力。

眼睛有严重散光问题的剧作家古斯塔夫·弗赖塔格取得了
了不起的文学成就。事实上，有不少画家或作家视力有问题，
正是因为视力不好，他们才更加关注视觉。古斯塔夫·弗赖塔
格曾这样对自己说：

"我的视力不如别人，所以我只好不断进行幻想。我不确
定这么做是否对我成为优秀的作家有帮助，但有一点我可以确
定，我通过幻想，看到了平常人在现实中看不到的东西。"[9]

古斯塔夫·弗赖塔格就是这样通过努力克服了自卑，挖掘出了自己的潜力。

为了追求卓越，我们需要审视自己设定的目标。如果你的目标是"像○○○一样……"，请换掉它，因为你的目标不该是对标某个人，而应该是做成某件事。

另外，目标越小、越具体越好，这样才能让你经常体验成功。把不切实际的大目标变成易实现的小目标，并逐一实现，积累成就感，这样你的自卑就会逐渐减少。

+ 制订小目标 +

不切实际的大目标	你的优点	易实现的小目标
像金慧妍一样……	容易与朋友产生共鸣	了解朋友的心情，在朋友感到伤心、沮丧时及时安慰朋友
学习成绩全校第一	喜欢阅读	阅读一本书，写一篇读后感

不要害怕别人会威胁到你，以自己为中心来设定目标。最后，我以阿德勒的观点来结束这一节。

心理治疗的核心不是消除症状，而是改变目标。

我不知道该怎么生气

压抑情绪 🔍

秀妍的自述

周围的人经常说我善良，因为我平常不怎么生气，准确来说，我不怎么表露情绪，或者说我已经形成了隐藏情绪的习惯。我不怎么会发火。嗯……我上次和贞允一起吃炒年糕，我们原本说好各付各的，贞允让我先替她付了，她以后再把钱还给我，我就一起付了。但从那以后，贞允就再也没有主动和我说过话。我问她什么时候把钱还给我，她说以后会给我的。过了几天，我又问了她一次，她却对我说："你怎么这么小气啊。"她的话让我很生气，可我却不知道该怎么发火……有的时候，我甚至都不知道自己生气了。每当这个时候，我脖子后面就很酸，而且一转脖子就疼。为什么会这样呢？

有些孩子憨厚、老实，面对任何事情都不会生气，情绪比较稳定，也不会露出忧愁的表情。秀妍则不同。像秀妍这样的孩子乍一看很温顺，情绪比较稳定，但仔细观察就会发现，他们脸上好像总是流露出一种无助感。他们不是天生如此，而是因为经历一些事情以后变得敏感了。令人感到意外的是，像秀妍这样的孩子有很多。以前就有孩子对我说：

"老师，我本来就不爱生气。从出生开始就这样了。"

不生气不是一件好事吗？有什么问题呢？问题就在于，像秀妍这样的孩子，别说生气了，就连快乐都感受不到，有的孩子几乎没有露出过笑脸。他们总是一个人待着，时间长了往往处于抑郁状态。这些孩子真的感觉不到愤怒吗？他们到底会不会生气呢？为了让你了解答案，我来介绍一个有趣的心理实验。

我真的
没有情绪吗？
/

20 世纪 60 年代，斯坦利·斯坎特和杰尔姆·辛格做了一个肾上腺素注射实验[10]，给受试者注射一种名为肾上腺素的神经递质，这种物质会提高心脏跳动的频率。他们将受试者分成三组，并让几名助理研究员伪装成接受过注射的受试者参加实验，当然，真正的受试者对此毫不知情。

在第一组受试者面前，助理研究员表现得非常高兴。当然，他们是在演戏。

在第二组受试者面前，助理研究员表现得非常生气。

在第三组受试者面前，助理研究员"如实"告诉受试者"打针后，心脏跳得很快"。

实验结束后，三组受试者被问到"在实验过程中感觉如何？"时，他们的反馈如下：

第一组受试者感觉很高兴；

第二组受试者感觉很生气；

第三组受试者则没有表现出任何情绪。

有意思吧？这个实验告诉我们，在人类认知情绪的过程中，周围的环境起了重要的作用。但我介绍这个实验想强调的是另一点，即人类不是通过身体反应直接感知情绪的，而是通过大脑解读事件来感知情绪的。

我们再来看这个实验：虽然三组受试者都出现了心脏扑通

扑通加速跳的身体反应，但他们却分别以感到喜悦、感到愤怒和情绪没有变化对这一身体反应做出了不同的解释，也就是说，他们是在观察周围的情况后用大脑做出判断的。身体反应与情绪认知并不能直接建立联系，两者之间的中介——大脑决定了人会对身体反应表现出什么样的情绪（喜悦、愤怒或情绪没有变化等）。

以秀妍为例，生气时大脑一直在对她说"这没什么大不了的"，最终她就认为这件令人生气的事情真的"没什么大不了的"，觉得"我没生气"。来找我咨询的孩子中，有一个名叫成熙（化名）的孩子，她说别人一直嘲笑她"你真的很笨"。她忍了一个多月，最终哭着对我说了这件事，至今我还清楚地记得她哭诉时的样子。

"我没有生他的气，我不是因为生气才哭的。"

这句话让我感到心痛，像成熙这样否定自己的愤怒，愤怒就会消失吗？我来给你讲一个故事[11]，听完后你可能就知道这个问题的答案了。

金容勋（化名）是一名澡堂搓澡师，他出现了一个奇怪的症状：一看电视，头就疼得像要裂开一样。在澡堂工作时他没有机会看电视，所以头不疼，但只要一回到家里，因为家里的电视一直开着，他就感觉头很疼。金容勋去了多家医院，做了无数次检查，但都没有找到明确的病因。最后，他在一家医院的精神科找到了病因。金容勋被确诊为躯体症状障碍，即使身体没有任何疾病，但他还是一看电视就头疼。金容勋表现出来的症状不是身体出问题导致的，而是心理或精神上的压力导致的。原来，他和妻子经常发生严重的争吵，彼此都感受到很大的压力。每次夫妻俩吵架时，电视总是开着的，所以后来金容勋一看电视就头疼。

心理上的压力也会让人生病。在这种情况下，用一般的办法是找不到病因的。被压抑的情绪同样会表现为身体的症状，比如胃痛、腹痛、经痛、头痛、眩晕、身体麻痹、视力急剧下降等。

根据精神分析学派创始人弗洛伊德的观点，被秀妍、成熙压抑的情绪虽然没有任何表现，但实际上并没有消失，只是主人选择对它视而不见而已，它还藏在"避难所"里。弗洛伊德称这个"避难所"为"无意识"。

被压抑在"避难所"里的情绪虎视眈眈，会在主人不经意间突然跑出来折磨主人。因为一些琐碎的事情表现出烦躁、头痛、肌肉痛、失眠等症状，其实就是受到了被压抑的情绪的折磨。被称为"心灵感冒"的抑郁症也可能是情绪长期被压抑引发的。

情绪是
心灵发出的信号
/

一直无视情绪，就可能引发抑郁症。为什么会出现这种情况呢？因为情绪是心灵发出的信号。

饥饿是身体需要补充营养的信号，被刀割伤的疼痛感是身体想阻止血液流出的信号，运动后肌肉痛是身体需要休息的信号。如果感觉饿了却不吃东西，或者流血了却不加以阻止，我们就会产生"为什么不照顾自己的身体？快照顾好自己的身体！"的感觉，然后会感觉更饿、更痛。

心灵和身体一样，也会发出警报，愤怒就是心灵感到委屈与悲伤时发出的警报。如果一直告诉自己"这没什么大不了的，不用在意"，无视自己的愤怒情绪，那么情绪就会"发怒"。结果，你就可能为躯体症状障碍所困扰（抑郁、不安、失眠、肌肉痛等症状其实都是心灵发出的信号），从而更加痛苦。

为什么不珍视你的心灵？你要多多照顾你的心灵。

要像对待身体的创伤一样，精心治疗心灵的创伤。很多人因为不知道治疗的方法而感到痛苦，接下来让我们来看一下有哪些治疗方法。

尽情哭，
才能笑出来

/

即便有人告诉你要把情绪表达出来，你也可能因为已经习惯压抑自己的情绪而感到不知所措。不要想着一次性解决所有问题，慢慢来。

方法1　承认自己存在情绪

首先，你要承认自己存在情绪。听完成熙的自述，我对她说了下面的话：

"这样忍着多难受啊！成熙，你是可以生气的。"

成熙、秀妍明明生气了，却说服自己没有生气。她们虽然在大脑中说服了自己，但却在心灵上留下了伤口，而伤口会不断化脓。要想心灵上的伤口愈合，不要暗示自己没有生气，而要完完全全地接受自己心中的愤怒，并且充分感知自己的愤怒。要告诉自己的不是"没什么大不了的，不要生气"，而是"我真的好生气，非常生气"。总而言之，请承认自己存在情绪。如果不承认自己存在情绪，就无法进一步治疗。

方法2　尽情地哭，尽情地笑，重新找回自己无法敏锐感知
　　　　的情绪

我先讲一个发生在英国的悲剧。

从幼儿园保育员变为英国王妃的灰姑娘戴安娜，获得了几乎所有英国民众的喜爱，却在 1997 年死于一场交通事故。整个英国都为戴安娜王妃的死亡感到悲伤，很多英国人为此不停流泪。这场意外之后，人们观察到了一个有趣的现象，即因为抑郁或悲伤而接受心理治疗的人大幅减少。人们把这一神奇的现象称为"戴安娜效应"。很多专家认为因为戴安娜的逝世而流下的泪水，就是戴安娜效应出现的根源。人们流着眼泪怀念戴安娜的行为打开了他们情绪的闸门，发挥了良好的治疗效果，从而使各种大大小小的心理疾病得到治愈。

通过上面这个故事，我想告诉你的是治疗心灵创伤的第二个方法，即哭泣——把自己的情绪向周围的人表达出来。这是一件理所当然的事吧？但秀妍、成熙却因为无法做到这件理所当然的事而感到痛苦。不要埋怨她们，她们之所以这样压抑情绪，是因为太柔弱、太善良了。

总是压抑情绪的孩子都或多或少感到了不安，比如他们会在心里想"我生气的话，朋友就会讨厌我"或者"要是我忽然

情绪爆发了怎么办？要是我给朋友造成了伤害怎么办？"。他们内心软弱，总是担心自己发火会惹麻烦。另外，他们还怀有一种罪恶感，即他们因朋友的一些行为而生气时反而会自责，从而阻碍了他们释放情绪。

其实这些孩子根本不用担心，就算真的生气了，也不会发生他们所担心的事情。除了攻击性行为之外，还有很多表达情绪的途径，比如语言。

"我真的好生气！我和贞允一起吃炒年糕，她说之后把钱还给我，这都过了两周了，她还不还钱。我跟她要钱，她竟然说我小气。我真是要气疯了。"

秀妍如果用生气的口吻说出上面这段话，情绪一定能得到缓解。你也可以试试这个方法，试过之后你会发现你的心情真的轻松多了，你根本不需要压抑自己的情绪。

衣服洗完后忘了从洗衣机里拿出来，一段时间后衣服就会变馊。为了避免衣服变馊，衣服一洗完，我们就要把它们拿到阳光下晾晒。情绪也是如此。把内在的情绪表达出来，让它见见光，情绪就会得到释放。而压抑自己的情绪，不停地告诉自己"这没什么"，只会徒增心灵的痛苦。正确的做法是把情绪表达出来，之后再告诉自己"这没什么"，这样才能让自己轻松起来。

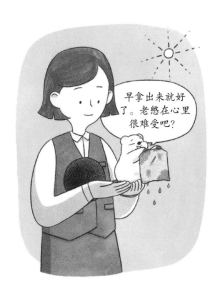

　　找一个可以倾诉情绪的对象，这不是让你向对方发泄情绪，而是让你找一个能够倾听你心声的人。

　　如若没有这样的朋友，也可以把自己的情绪记录下来发表在社交网络平台上。当然，你还可以写在日记本上，这也不失为一种好办法。即时倾诉情绪，你会感觉心情大不一样。

+ 倾诉情绪 +

向好朋友倾诉 / 发表在社交网络平台上 / 写在日记本上	1. 2. 3.

什么时候？	
在哪里？	
和谁在一起？	
因为什么事？	
给自己的情绪打分，总分 10 分。以愤怒为例，0 分代表不愤怒，10 分代表极度愤怒	
对该事件的感受	
因该事件产生的身体反应	
想得到的安慰	
什么时候和谁说了这件事？	

方法3 可以当场发火，但要保持冷静！

第三种方法是当场向对方表达自己的情绪，这对秀妍来说是最难的。做出强烈的反应，稍有不慎就会导致友谊破裂，所以使用这种方法时要谨慎。向对方表达自己的情绪时，请做到以下几点。

- 用语言表明自己产生了某种情绪（比如愤怒）。
- 条理清晰地向对方表达自己产生这种情绪的原因和诉求。
- 准备好认真倾听对方的话。

此时最重要的是，在克制情绪的同时把情绪恰当地表达出来。注意，这里说的是克制情绪，而非压抑情绪。所谓克制情绪，就是对自己的情绪进行调节，而非用粗暴的方式将其表达出来。要想恰当地表达自己的情绪，并准确地表达自己的诉求，就要保持冷静。因为一旦情绪失控，你就可能因满腔愤怒而大喊大叫、谩骂，从而无法准确表达自己真正想要表达的意思。此外，这样做可能导致对方也大喊大叫，做出自我防御。那么，你们的这次对话将以失败告终，双方心里都会留下伤痕。

例如，要想让对方理解和接受你的愤怒情绪，你必须冷静。即使在冷静的状态下，你也能充分表达自己的愤怒。向他人表达情绪的最佳途径不是任凭情绪失控，而是通过语言进行沟通。

"贞允，我相信你是尊重我的，所以我相信你很重视和我之间的约定，我也一直遵守和你之间的约定。但现在我感觉自己被无视了，所以很伤心，也很生气，这比你不还我钱还要令我生气。"

我们会立即处理身体的伤痛，但为什么会疏忽内心的伤痛呢？你是否只在意对方的感受，却无视自己内心的伤痛呢？如果答案是肯定的，请记住弗洛伊德的这句话：

"抑郁是转向自己的愤怒。"

用语言或文字将自己心里的情绪表达出来吧！说出来，对自己的情绪进行审视，然后对自己说"是啊，我现在有这样的情绪"，承认自己存在情绪！

暴躁也是因为抑郁？

调节情绪 🔍

成佑的自述

我总是控制不住自己的脾气，一点儿小事也会让我感到很暴躁。上周和朋友在食堂吃午饭时，我吃完自己的糖醋里脊，就抢了朋友的来吃。朋友说："哎呀，真是的……不要脸的家伙……"我听后十分暴躁，一脚把朋友踢倒了，连餐盘都被打翻了，乱成一团。在这件事上，我当然有错，但朋友突然张口大骂让我一下子失去了理智。去年，我的脾气还没有暴躁到这种程度；进入初三后，我的脾气好像更加暴躁了。遇到一些微不足道的事情我就会发脾气，生气了会骂人，还会扔东西。我知道自己有点儿过分，应该适可而止……我……我该怎么办呢？

抑郁
戴着面具
/

人们普遍认为，抑郁就是人没有精神，产生悲伤的情绪，但其实抑郁的表现并不都是这样。抑郁有很多表现，特别是对尚未成年的孩子来说：孩子对自己的了解还不够深入，表达情绪的方式还不甚成熟，所以抑郁的症状也与成人的有所不同。例如，孩子抑郁时可能会出现以下症状：

持续消化不良，肌肉疼痛，头痛；

对之前喜欢做的事情不再感兴趣，只想玩手机；

行为不同寻常，对琐碎的事情感到厌烦；

平时一向温顺，突然变得散漫、言行过激；

扔东西、骂人，说极端的话；

做出有攻击性、破坏性、反抗性的行为。

这种与常见抑郁症的表现不同、抑郁症状被隐藏得严严实实的抑郁症被称为"隐匿性抑郁症"。

成佑不知从何时开始无法控制自己的暴躁脾气。他也知道，如果自己一直这样下去，大家都会避之唯恐不及，自己还会被打上"问题孩子"的标签。不管成佑怎么进行心理建设，他还是又闯祸了，情绪失控后，他剩下的只有后悔。

成佑下定决心不再动不动就生气，他其实自己很清楚地知道不能随便生气，但火气还是随时随地地窜出来。虽然成佑进行了无数次反省和自责，但一旦火气上来，他根本无法控制自己。这种情况反复出现，成佑逐渐不再信任自己，他开始讨厌自己。他虽然表面看起来很正常，但其实心里觉得自己已经不可救药了。也许最痛苦的人不是他的朋友、老师和父母，而是成佑自己。

对成佑这样的孩子来说，他们最需要的不是周围人的唠叨或惩罚，而是有人能理解自己。如果你也是这样，动不动就发火，并因此感到十分痛苦，那么仅仅依靠自己的意志是无法解决问题的，你需要寻找其他解决方案。

为什么总是
被愤怒情绪裹挟？
/

如果经常被一瞬间爆发的愤怒情绪冲昏头脑，那只能说明你内心深处隐藏着愤怒情绪。被朋友骂了几句只是引爆成佑心中愤怒情绪的导火索，但成佑愤怒的根源其实和当下的这件事没有关系。一个人只有认真审视自己的内心，才能处理好心中隐藏的真正令你愤怒的事情。

"老师，我肚子好疼，太痛苦了，我需要去医院。"

"我们已经用各种方法就各个方面进行了筛查，但都没有发现他腹痛的原因。孩子估计是在装病，没必要治疗，不用再来了。"

这样的事经常出现在18世纪后期的欧洲。直到19世纪初期，预防、诊断和治疗精神疾病的精神医学都没有得到社会认可。那些抑郁、不会调节情绪、习惯性不安和暴躁的人身上的问题被总结为"性格问题"，头痛、腹痛、四肢发麻、全身麻痹等躯体症状被判定为他们在"装病"。

就是在这样的背景环境下，弗洛伊德证明了情绪问题会导致人的精神和身体都生病。他所做的神经症治疗的核心就是在无意识层面进行观察。正如我在前文所提及的，无意识是被压抑的情绪的"避难所"，有些人的无意识中就储存着愤怒情绪。

形成无意识的决定性时期是婴幼儿期（0～3周岁）。这个年龄段的孩子非常脆弱，如果没有父母的照料，他们很难存活下去。也就是说，婴幼儿离不开父母的照顾和爱护，父母的爱可以说是婴幼儿存活下去的保证。

反之，父母的不耐烦、辱骂、殴打，以及冷漠的眼神、冷冰冰的话语等都会给孩子以恐惧、伤害和愤怒，让孩子在无意识中留下难以磨灭的痕迹。

我们每个人心里都住着一个受伤的小孩。虽然我们不记得小时候的事情了，但住在我们无意识中的那个小孩清楚地记得那时的愤怒。问题在于，虽然那时的愤怒你早就忘了，但它却会因为某个无辜的人的某个举动而瞬间爆发出来。大部分因为对朋友施暴而来咨询室的孩子，小时候都有过被父母体罚的经历。

"那个家伙做错事了，我才打了他。做错事不就该挨打吗？我如果做错事了，就会被打。"有的孩子对我这样说。其实这段话隐藏的意思是：

"我也被打了！你知道我被打的时候有多害怕吗？知道我有多生气吗?!"

这些孩子的身体虽然已经长大了，但无意识中仍然储存着小时候的愤怒和伤痛。

解救心中
哭泣的小孩
/

即便心里清楚愤怒情绪会毁掉自己，但在愤怒情绪爆发的那一瞬间，有的孩子还是无法控制自己的情绪。怎么做才能控制自己的愤怒情绪呢？

方法1　审视自己的内心，化危机为契机

被突如其来的愤怒情绪裹挟时，你肯定十分痛苦，因为那股让你感觉失去自我的情绪爆发出来以后，又会让你陷入虚无和自责。但你要知道，此时正是你审视自己的无意识的最佳时机。了解你心中强烈影响你的言行的某种存在，是你摆脱愤怒的第一步。

我们每个人的心里都住着的那个受伤的小孩会在什么情况下做出反应呢？他非常不喜欢被无视的感觉，因此总是提醒我们记住小时候的痛苦经历。成佑其实不想对朋友发火，但他被迫将小时候对妈妈的怨气发泄在了朋友身上。

根据精神分析疗法，能够理解一个人在无意识中遭受的伤害，是取得良好的治疗效果的前提。成佑的愤怒实际上不是源于朋友的言行举止，而是源于自己痛苦的回忆。明白了这一点，成佑的心灵才可能获得安宁。

方法2　寻找内心深处受伤的小孩

弗洛伊德认为探究一个人的无意识的最佳方法就是解析他的梦。飞翔、去月亮上游玩等在现实中不可能发生的事情，都可以在梦里实现。因为梦不是由理性、道德和逻辑来支配的，而是由欲望和感情来支配的，所以弗洛伊德说"梦是通往无意识的康庄大道"。

弗洛伊德认为，对梦进行解析可以发现我们内心的欲望和被压抑的某种存在。但解析梦是非常难的，只有经过专门训练的精神分析学家才能进行。

那么，在现实中能否打造出类似于梦境的场景呢？如若不看任何人的脸色，不受任何伦理道德的束缚，隐藏在内心深处的欲求、情绪就可以得到自由表达，如此就可能处于无意识的状态。

弗洛伊德的"自由联想法"就需要在这样的状态下进行。其操作方法很简单，就是让人在没有任何妨碍的舒适氛围中自由抒发自己的情绪，咨询师一般会通过提问的方式引导咨询的对象表达出隐藏在他无意识中的欲望或情绪。

"哪一点让你这么生气？"

"你以前也有过类似的感觉吗？如果有，是谁让你产生了这种感觉呢？"

"你在家里也有过类似的感觉吗？"

成佑完全可以进行自我咨询，即通过联想不断向自己发问并进行回答。例如：

我为什么那么生气？是因为朋友做错了吗？不是的，是我先抢了朋友的糖醋里脊。但是我为什么这么生气呢？过去出现过类似的情况吗？我以前好像也有过类似的经历。好吧……我想起来了。我非常非常讨厌恩洙。为什么呢？因为他看我的眼神让我很烦，我也不喜欢他总是一副自以为是的样子，我总感觉他在背后说我的坏话。我为什么会这么想呢？过去有过类似的感受吗？恩洙说话的语气和眼神好像和谁很像。啊，我知道了，是妈妈，总是训斥我的妈妈。

为了不错过流动的无意识，除了不断联想外，还可以把心里的想法大声说出来或写下来。即使用了过激的词句（比如骂人的脏话）也不要停止。跟着自己的情绪走，去寻找内心深处那个受伤的小孩吧。

+ 寻找内心深处受伤的小孩 +

方法3 安慰内心深处受伤的小孩

控制情绪爆发的最后一个方法是，安慰内心深处受伤的小孩。

"你很辛苦吧？这是受了多大的委屈啊！没关系，到我这儿来，让我抱抱你。"请对儿时的自己这样说。

当你被愤怒、委屈裹挟时，内心肯定非常痛苦。等你学会安慰自己以后，心中的愤怒肯定会慢慢消除。

可以给你内心深处受伤的小孩写一封安慰信，也可以画一幅画来安慰在你内心深处哭泣的小孩。此外，你还可以与亲近的人聊一聊你内心深处的那个小孩的故事，说一说他是多么辛苦、多么可怜，又是多么可爱。当你内心深处的小孩得到足够的安慰时，你就找到了自己内心的安宁。

+ 安慰内心深处受伤的小孩 +

最后，我想向你介绍一行禅师的一段备受推崇的话[12]，并以此结束本节。

"生气，不是我们的敌人，反而像是我们迫切需要得到关注的孩子。再忙碌的母亲，只要孩子一哭，就会立刻去查看孩子是否不适。如果发现孩子发热，母亲就会给孩子喂退热药；如果发现孩子饿了，母亲就会给孩子喂温热的牛奶；如果发现尿不湿团成一团，母亲就会帮孩子换尿不湿。为了照顾一个名叫生气的孩子，我们需要先停下手中的工作，有意识地拥抱他、安慰他。"

我失去了
交付真心的勇气

感觉被背叛 🔍

敏英的自述

我从初二开始一直和智贤是朋友。高中时，我们又分在了一个班，我、智贤还有另外两位朋友，我们四个人是最亲密的伙伴，但其中和我关系最好的智贤却背叛了我。上周我们参加社会实践活动时，智贤和其他朋友在线上建了一个聊天群，商量出去活动的时间和地点，却独独没有拉我入群。后来，我从其他朋友那里听说了这件事，就找智贤询问是怎么回事，智贤却骗我说根本没有那回事。她分明亲口和其他朋友说这次不带我，怎么又和我说没那回事呢？我一直觉得智贤是我最好的朋友，现在我谁都不相信了。我不想看到她，也不想去学校，只想哭。我不知道自己能否再交到好朋友。

为什么被背叛
让我这么痛苦?
/

在人际关系中感受到被背叛确实是一件令人非常痛苦的事情。遭到背叛的人会感觉自己被遗弃在了这个世界上，感觉自己以后无法再相信任何人，从而产生强烈的抑郁情绪。敏英经历了这样的事情之后，不仅感觉无法再信任现在已经拥有的所有朋友，还觉得以后都交不到朋友了。你如果和敏英一样产生了强烈的被背叛的感觉，那么需要想办法消除这种感觉，绝不能对其置之不理。接下来和我一起开启一场治愈之旅吧。[13]

"我搭上了自己的土地、钱财、真心……总之，我搭上了所有东西，可背叛我的不是别人，正是我的丈夫……"

"这太令人难过了，真遗憾，但你要铭记的是，下次不要搭上自己的全部。"

夫人离开后，弟子问师父：

"妻子对他那么好，他怎么能背叛呢？"

"因为她搭上了自己的全部。"

"照您的意思，是妻子的错喽？"

"是啊。"

"这怎么可能？师父，这怎么能是妻子的错呢？"

"她搭上钱、自己的心并不是什么大问题，问题在于她给了丈夫更大的东西，所以只能遭到背叛。"

"这个更大的东西是什么？"

"是期待。所有的背叛都源于期待，给予时不怀有任何期待，也就不存在背叛了。"

"您的意思是最初就干脆不要抱有任何期待？这可能吗？那什么东西是一个人可以不加期待地给予出去的呢？"

"爱。"

弟子闭上眼睛，苦思冥想了一会儿，说：

"师父的话让我醍醐灌顶。可是……我还是觉得那个妻子太可怜了，搭上了自己的一切。"

"你相信你自己吗？"

"我有点儿相信自己，但做不到完全相信。"

"你看，一个人连自己都不能完全相信，怎么能赌上一切，完全相信别人呢？"

通过这个故事，你可以了解感觉被背叛的本质。感觉被背叛的人心里大都会生出这样的想法："他为什么这么对我？"也就是说，感觉被背叛是当你对对方的期待崩塌时产生的情绪。

当心中的期待
无法得到满足时

/

　　当你与某人走得很近时，很可能就会产生"他会对我好的，会喜欢我的"之类的期待；而当心中的期待都得到回应时，你就会感到幸福。但是，并不是所有的期待都能得到回应。你不是成熟的大人，还只是个孩子，所以才总是对朋友抱有很大的期待（朋友对你也有期待）。

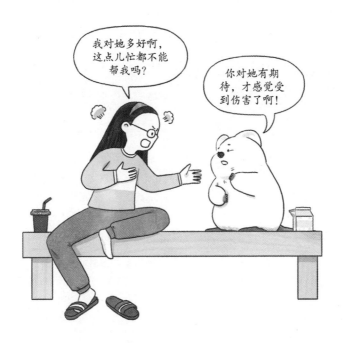

当心中的期待无法得到满足时，你就会感觉遭到了背叛，会产生整个世界都崩塌了的挫败感。但这并不是你的错。对一个人产生期待，说明你是真心喜欢那个人的。如果你没有付出真心，自然不会受伤。但如果你像敏英一样很难摆脱被背叛的感觉，觉得受伤很深、很难再相信别人，就有必要审视一下你对别人的期待了。

心理学家阿尔贝特·埃利斯认为，不合理的信念会让人们陷入情绪障碍。你如果因为被背叛而难过得睡不着觉，感觉再也无法相信身边的任何人，可以思考一下你的心里是否藏着以下期待。

+ 心中的期待 +

类型	示例
自我期待	我应该受到朋友们的欢迎。如果做不到，那我就是失败者
对他人的期待	我对朋友多好，朋友就得对我多好。如果朋友做不到，就应该受到惩罚
对世界的期待	世界是公平的，我付出多少，就要得到多少回报。如果我得不到想要的回报，世界就是可怕的

敏英感觉被背叛，就是因为心里藏着示例中的这些期待，这让她感觉自己像个傻瓜，感觉整个世界就像地狱一样。

期待
可能变成束缚
/

喜欢一个人，自然就会对这个人产生期待。有时，这种期待会变成束缚。对他人产生期待虽然是一件非常正常的事情，但你不能被自己心中的这些期待束缚住，让自己痛苦或去折磨别人。接下来，和我一起看一下如何摆脱心中过度的期待，维持愉快的人际关系吧。

方法1 审视自己的期待

被背叛可能让你感到尤其痛苦，这是因为错是对方犯的，而痛苦却由你来承担。被痛苦压垮时，你首先要做的就是尽情发火。如果你再怎么发火也不能冷静下来，那就审视一下自己的期待，看看自己是不是因为不合理的期待而感到窒息。

你所认为的理所当然，事实上并不一定理所当然，因为世界上有各种各样的人，且每个人都有各种各样的想法。朋友的想法和你的想法一样自然最好，但世上的事不会按照你的想法发展。

朋友总是支持我，把我放在第一位	上学时，每年走得近的朋友都会发生变化。我们很难遇到知己和灵魂之交，电视剧里才有这样的剧情。现实是，大部分朋友走着走着就疏远了，很难有一个知心朋友能陪你到老。当然，你不可能受到所有人的欢迎，你也没必要受到所有人的欢迎
我为对方付出多少，对方就得为我付出多少	付出多少，就得到多少回报固然是好的，但有时根本无法做到，你自己也无法满足别人对你的所有期待
善人得到善报，恶人受到惩罚	智贤应该被惩罚。当然，退一步讲，如果她没有受到惩罚，虽然你会为此不开心，但也不必再因为她而痛苦了

你的朋友可能自认为尽力了，但可能仍然达不到你的期待。你如果无法接受这个事实，就会一直被心中的期待折磨，甚至为此感到窒息。如果放下心中的那些理所当然的期待，因被背叛感所造成的伤害会小得多。

方法2　全面看待朋友

消除被背叛感的第二个方法是，除了考虑对方的行为之外，还考虑对方的内心。我们通常站在自己的立场上看待事情的发展与目前的境况；而我们在看待别人时，通常凭借的只是对方做出的某个行为。有句话说得好，"只许州官放火，不许百姓点灯"。如果只看智贤的那个行为，那么她真的是个品性不良的孩子。但除此之外，智贤就没有什么优点了吗？

"你是怎么和她变亲近的呢？你和她之间有什么特别美好的回忆吗？"我问敏英。

"智贤虽然嫉妒心强，但是对朋友不错。我生日当天凌晨，她还给我发了祝福短信。"敏英深思熟虑后答道。

最终敏英认识到，智贤就是一个普通的孩子，有好的一面，也有不好的一面。她如果在此基础上更进一步，即意识到自己也是这样的人，就不会再感到痛苦了。

"人绝不可能被人欺骗，根本是自己骗自己。"

这是歌德的一句名言，也许你心里被背叛的感觉也不过是自己欺骗了自己的结果。你是因为对朋友抱有"你会对我好的，因为我们之间的关系与众不同"的期待而受伤的吗？你虽然不能左右朋友的行为，但是可以改变自己的期待。如若能做到这一点，以后即使发生同样的事情，你也能轻松地化解被背叛感带给你的痛苦。

第三章

让你变舒服的

方法

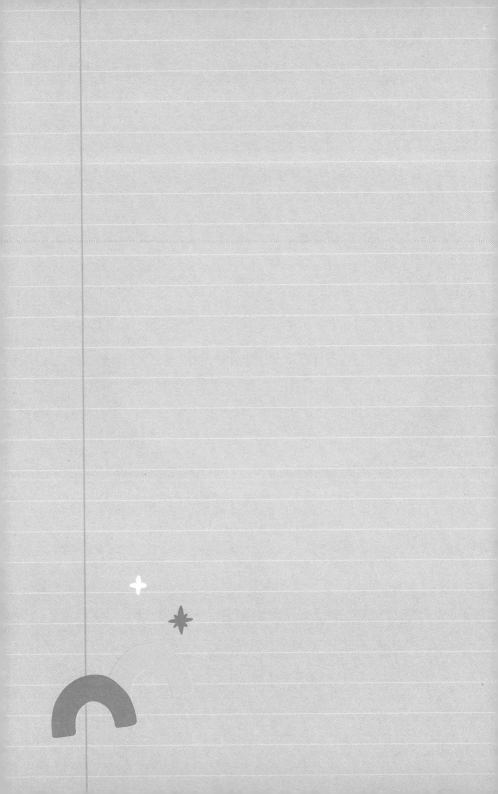

我是得了抑郁症，
还是只是产生了抑郁情绪？

很多孩子问我："我是得了抑郁症吗？那是一种精神病吗？"一听到"抑郁症"这个词，人们就会莫名地感到害怕。但是不要担心，能问出这个问题的人，99% 不是得了抑郁症，而是产生了抑郁情绪。不要将抑郁情绪和抑郁症混淆。即使感到抑郁，也不意味着就是得了抑郁症。判断是否得了抑郁症，有很多严格的标准。 接下来，和我一起做个小测试吧。

1. 几乎每天都感到抑郁，有时持续抑郁一整天，既有心理上的症状（比如感到悲伤、空虚、毫无希望），也有生理上的症状（比如经常流泪）。

2. 一整天都对大部分活动缺乏兴趣。

3.体重或食欲大幅波动（或增或减）。

4.几乎每天都会失眠或嗜睡。

5.焦虑（坐立不安），思维或行动迟缓。

6.每天都感觉累，没有活力。

7.觉得自己毫无价值，每天都有沉重的、难以承受的负罪感。

8.思维或注意力不集中，无法做决定，或十分优柔寡断。

9.反复出现有关死亡的想法，或者反复出现自杀的想法但没有制订自杀计划，或者试图自杀且制订了具体的自杀计划。

如果自测结果显示你持续 2 周及以上出现上述 9 种症状中 5 种以上的症状，且其中包括第 1 种和第 2 种症状，那么你很可能处于抑郁发作状态，请及时就诊。

你如果没有出现第 1 种和第 2 种症状（比如每天都想吃好吃的或想出去玩），或者只出现了其中的三四种症状，又或者抑郁了几天后心情就变好了，那么没什么可担心的，你只是暂时被抑郁情绪侵袭了而已，并没有患上抑郁症。

不过，不能因为没有患抑郁症就掉以轻心，你要重视自己的抑郁情绪。如果对抑郁情绪放任不理，导致症状越发严重，那么它很可能会发展成抑郁症。现在，为了摆脱抑郁情绪，跟我一起了解一下如何测试抑郁情绪吧。

韩国
抑郁症自测量表 [14]

/

根据下方的表格，给你最近两周的感受和想法打分。

+ 抑郁症自测量表 +

	感受和想法	完全不认同	不认同	不完全认同	认同	非常认同
1	我认为自己没有希望。	0	1	2	3	4
2	我认为自己的人生是失败的。	0	1	2	3	4
3	我后悔选择了现在的生活，感觉活得很痛苦。	0	1	2	3	4
4	即便有家人或朋友帮忙，我也摆脱不了抑郁情绪。	0	1	2	3	4
5	我头疼，而且头昏昏沉沉的。	0	1	2	3	4
6	我不能集中精力做自己正在做的事情。	0	1	2	3	4
7	我的未来是黑暗的。	0	1	2	3	4
8	我认为自己没有价值，常常觉得自己很丢脸。	0	1	2	3	4

	感受和想法	完全不认同	不认同	不完全认同	认同	非常认同
9	我感到不安，不知所措。	0	1	2	3	4
10	我感到悲哀。	0	1	2	3	4
11	我心里憋闷。	0	1	2	3	4
12	所有事情都让我感到疲倦。	0	1	2	3	4
13	我的未来充满的不是欢乐，而是痛苦。	0	1	2	3	4
14	我感觉人生还算有价值。	4	3	2	1	0
15	我过于敏感、焦虑。	0	1	2	3	4
16	我感觉自己过得很悲惨，总是想哭。	0	1	2	3	4
17	我冒冷汗／虚汗。	0	1	2	3	4
18	我比以往更不爱说话。	0	1	2	3	4
19	我得不到自己想要的东西。	0	1	2	3	4
20	我觉得自己的生活是虚无的、无意义的。	0	1	2	3	4
21	我毫无来由地长时间处于忧虑之中。	0	1	2	3	4
22	我一天的大部分时间都在郁闷中度过。	0	1	2	3	4
23	我浑身发热。	0	1	2	3	4

感受和想法	完全不认同	不认同	不完全认同	认同	非常认同
24 我没有主动解决问题的想法。	0	1	2	3	4
25 我以后会比现在更幸福。	4	3	2	1	0
26 我一事无成。	0	1	2	3	4
27 我感到很害怕，总是生活在恐惧之中。	0	1	2	3	4
28 我曾经因抑郁而痛哭，现在还总是这样。	0	1	2	3	4
29 我嘴里发干、发苦。	0	1	2	3	4
30 我很多时候都感到无力。	0	1	2	3	4

注意，第 14 项和第 25 项的计分方法与其他项的相反。

请把你各项的分数加起来。

男生 65 分及以上、女生 75 分及以上：极可能患有抑郁症，请立即就医。

男生 56 ～ 64 分、女生 61 ～ 74 分：很大可能患有抑郁症，需要找专家咨询。

男生 40 ～ 55 分、女生 43 ～ 60 分：可能患有抑郁症，但无须过度担心。

男生 39 分及以下、女生 42 分及以下：没有患抑郁症。

这项测试只具有参考作用，并不能作为诊断抑郁症的唯一依据。要想得到准确的诊断，需要向医生寻求帮助。不过，通过这项测试，你可以知道自己抑郁情绪的严重程度。

你如果曾因抑郁产生轻生的想法，请告诉自己，抑郁就像感冒一样常见。谁都有可能抑郁。可以说，15% 以上的韩国人有过一次抑郁发作的经历。在美国、欧洲等地，因为抑郁症就医是很常见的事。大脑中的神经递质（血清素）不足是导致人患上抑郁症的原因，研究人员现在已经研制出了很多用于治疗抑郁症的药物。如若患有抑郁症，那么最有效的治疗方法之一就是服用合适的药物。

如果去医院会加重你的心理负担，你可以找心理咨询师说一说自己的情况。去学校的心理咨询室是个不错的选择。

很难通过一次咨询解决心理问题，你有可能需要很长时间才能遇到一位让你感到舒服的心理咨询师。所以，不要因为一次不愉快的咨询就放弃，多尝试几次。

治疗抑郁症最有效的方法除了药物治疗，还有心理治疗等。不要放弃努力，坚持下去。

不要强迫自己加油

"再加点儿油！"

"没关系！加油！！"

"大家都很辛苦，我也一样，这么辛苦的不止你一个人。"

"往好的方面想！"

上面这些都是当你说自己感觉抑郁以后经常听到的鼓励的话吧？但是，这些话丝毫不起作用。

曾经陷入抑郁泥潭的人应该知道，抑郁会毫无预兆地突然发作。那个时候，整个世界乌云密布，全都变成了灰色的，恐惧和不安毫无缘由地不断袭来。世界失去色彩，人变得迟钝、麻木、不耐烦。在这段时间里，只有一种感觉非常真实，那就是：

"我是一个没用的人。"

在这种状态下，人真的能做到积极看待世界，不断为自己加油吗？不能。当一个人处于抑郁发作状态时，全身的能量好像都被抽掉了。一个内心能量为 0 的人怎么可能为自己加油呢？如果能够积极地往好处想，又怎么可能抑郁发作呢？

当你发现自己内心的能量降为 0 时，首先要做的就是：

尽最大的努力什么都不做。

是的，什么都不要做。没必要强迫自己加油，不需要加油，而要好好休息！不要管什么学业、考试、朋友、培训班了，对此时的你而言，获得内心的安宁远比这些重要。

克服抑郁就好比攀岩，过程中都伴随着汗水和泪水。当然，正如上文所说，要想克服抑郁，最重要的还是休息。只有好好休息，才能保持体力，这很重要。即使知道再好的攀岩路线，拥有卓越的攀岩技术，但是如果没有能量，那也毫无用处。休息的目的就是蓄积能量。

可以说，抑郁发作时最糟糕的做法就是拼命强迫自己加油，比如：

"不能再抑郁下去了。要加把劲啊！我应该做些什么来摆脱抑郁呢？我要更加努力地学习、工作，我要和朋友见面，更加快乐地和朋友一起玩耍……对了，我还要运动。"

在状态不好时强迫自己去做自己不想做的事，反而会让自己的状态越来越差。

如果你觉得自己应该做点儿什么，并对自己现在的状态感到焦虑，请对自己这样说：

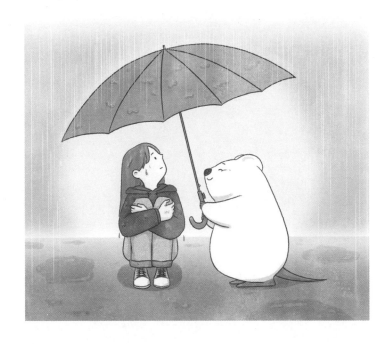

"这种时候如果我非强迫自己做点儿什么，反而对自己有害。我现在最需要的就是什么都不做。我要等待，等待抑郁离开。"

一定要记住，你现在不是要去与"乌云"决斗，而是要避开它！

+ 如何让自己获得充分的休息 +

（示例）躺着看电视剧，睡一整天，喝饮料，听音乐

1.

2.

3.

4.

5.

通过运动赶走抑郁

休息好了，感觉身上有些力气了之后呢？该一点点地赶走抑郁了。

心理学从三个方面来研究人的心理，即认知、情绪、行为，这三个方面就是心理学研究人的心理的三根支柱。

这三根支柱相互作用。一个人的消极想法（比如"反正我什么也做不成"）可能让他产生不安、抑郁等负面情绪，最终导致他什么都做不了。反之亦然，一整天都躺在床上玩手机会让人产生抑郁、孤独等情绪，而这些情绪最终又会激发"我什么也做不成"的想法。

认知、情绪和行为就这样互相影响，并不断得到强化。要想消除抑郁，必须切断这三根支柱之间的连接纽带。即使只切断其中的一环，也可以打破三者之间的平衡。先攻击哪一环呢？

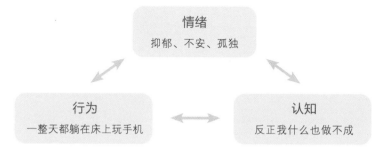

情绪
抑郁、不安、孤独

行为
一整天都躺在床上玩手机

认知
反正我什么也做不成

大人们一般会说："你积极一点儿！"但是，回答错误！

"从现在开始，保持好心情。"
"我什么都能做，我很乐观！"

你在心里这样下定决心，你的情绪和认知就会马上发生改变吗？不，一时的决心无法改变你的情绪和认知。三根支柱中的两根支柱很坚固，最脆弱的是行为这根支柱。

"现在去做点儿什么吧。"

怎么样？现在的你可以做到这一点吗？当然，当抑郁比较严重的时候，你可能连房间都不愿意出。那个时候你需要的是休息，为自己蓄积能量。现在的你已经休息好了，是时候做点儿什么了，改变行为比改变情绪和认知容易得多。

我之前讲过，治疗抑郁症的最佳方法有药物治疗、心理治疗等。在这里我要向你介绍一个你一个人就可以实施的好方法，那就是运动，该方法已经被证明与药物治疗和心理治疗的效果相当。[15]

抑郁最害怕的敌人就是运动。散步、慢跑、游泳、骑自行车、打羽毛球……什么样的运动都可以。只要每天运动30分钟以上，达到微微喘气困难的程度，就能取得良好的治疗效果。如果觉得每天运动30分钟对你来说太难，那么每天运动10分钟也可以！

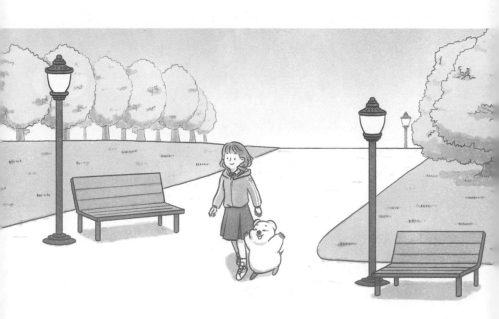

身体健康对心理健康的影响比你想象的大得多。如果身体一直处于困倦、疲劳或难受的状态，人很容易抑郁。反之，每天休息得好、心情轻松的话，人没那么容易抑郁。你的身体就是这样影响着你的认知和情绪。得到充分休息的你如果产生"我是不是也能做点儿什么"之类的想法，心情也会跟着好起来。

好，接下来我将介绍一些有助于你摆脱抑郁的方法。

方法1　睡眠时间不过长或过短，保持适量（7~9小时）

长期睡眠不足[16]或者长期睡眠过量[17]，都可能和抑郁有关联。

方法2　不饿肚子，每顿饭都按时吃

不要禁食或暴饮暴食。人一饿，情绪很容易变坏。

方法3　适当运动

最好每天进行30分钟以上的运动，运动至微喘的程度即可。适当运动会刺激大脑分泌内啡肽，使人心情愉悦。

+ 你爱护自己的身体吗？ +

你爱护身体的行为	你伤害身体的行为
（示例）每天按时吃早饭	（示例）沉迷于手机，睡眠不足

塑造正性自动思维

　　行为发生改变之后，你接下来要攻克的支柱是什么呢？换句话说，情绪和认知哪一个更容易改变呢？是认知，认知比情绪更容易改变。所以，接下来我们来看看如何改变认知。

　　认知行为疗法的开创者、美国精神科医生阿伦·特姆金·贝克曾治愈众多抑郁症患者，他认为抑郁症背后隐藏着某种自动思维。自动思维是什么意思呢？我们一起来听一听贝克讲述的故事[18]吧。

　　1959 年的某一天，我正在为一位女性抑郁症患者治疗，她突然很生气地对我说"你这个荒唐的医生！"，接着便恶狠狠地把我指责了一通。当时我虽然吓了一跳，但还是尽量冷静地问：

"现在你有什么感觉？"

我以为她的回答会是"我很生气"，没想到她居然对我说"我感到很内疚"。

这件事情让我觉得很荒唐，就与她探讨她的负罪感是从何而来的。起初，我也不知道为什么她会产生负罪感。和她聊了一段时间，我才知道她的负罪感是怎么来的。

好热，突然感到好烦躁。 → 那也不能向医生乱发脾气啊…… →我是个坏人。 → 我感到内疚。

就这样，烦躁发展成了负罪感。

我对她说"没关系，你不是坏人"，但她却不相信，并一直感到自责。后来，我调查其他患者是否也存在这样的心理过程，结果发现，大部分抑郁症患者都会无意识地启动某种独特的思考回路。

贝克将抑郁症患者所具有的独特的思考回路命名为"负性自动思维"。让你毫无缘由地感到抑郁的就是你的负性自动思维。接下来和我一起来看一下贝克选出的典型的负性自动思维吧。如果你备受抑郁折磨，看过之后肯定会产生共鸣。请仔细看下面的表格。

+"召唤"抑郁的10种负性自动思维 +

1	我希望所有认识我的人都认同我，喜欢我。
	→
2	我想成为一个有用的人，我要在学业、外貌、人际关系等方面都表现得很好。
	→
3	我想成为一个有用的人，我在学业、外貌、人际关系等方面都不能有缺陷。
	→
4	事情的发展没有如我所愿，我好难过。
	→
5	我的痛苦与抑郁是永远的、无法控制的。
	→
6	我遇到了一件结果难料的事情，我一直担心，一直想着这件事。
	→

7	我需要依靠比我强大的人，要是那个人不在，我就完了。 →
8	我过去的伤痛会一直对我的生活造成影响。 →
9	无论遇到什么问题，我都应该想出完美的解决方案。如果找不到完美的解决方案，就说明我毫无用处。 →
10	朋友不等我就走了、老师批评我，都是因为他们讨厌我。 →

产生过于极端的想法，如"……最棒 / 最差"等。

过分夸大某件事造成的负面影响。

产生"……都是因为我长得不好看"等自我否定的想法。

　　这些都是典型的可能引发抑郁症的负性自动思维，它们会在你不经意间跳出来伤害你。它们之所以被称为"自动思维"，正是因为它们会习惯性地自动出现。要想有效应对负性自动思维，你要能够在其启动的瞬间就意识到，并寻找其薄弱的地方。

要不要尝试一下？你可以从上面的表格中选出自己最常出现的负性自动思维，思考一下它们经常出现的原因，然后在空格中将其转换成正性自动思维。先不要看下面的答案，尽量根据自己的经验填写。

+ 正性自动思维示例 +

1	我希望所有认识我的人都认同我，喜欢我。 →一个人不可能获得所有人的喜爱。对我喜爱的人好就可以了。获得一个人的真心非常不容易。我们不可能操纵别人的心，只能努力做好自己。
2	我想成为一个有用的人，我要在学业、外貌、人际关系等方面都表现得很好。 →我不是超人。只做自己喜欢的、擅长的事情就可以了。过于在意别人的看法很容易让自己压力过大，不如把在意别人的时间用来做自己喜欢的事情。
3	我想成为一个有用的人，我在学业、外貌、人际关系等方面都不能有缺陷。 →所有人都有缺点，有缺点没什么大不了的。胜灿做事很马虎，朋友们不是也很喜欢他吗？有时候看起来糊里糊涂的人反而很有魅力。
4	事情的发展没有如我所愿，我好难过。 →事与愿违时感到难过是正常的，在现实生活中这样的事情很常见。后面还会有机会的。
5	我的痛苦与抑郁是永远的、无法控制的。 →啊，感觉坚持不下去了，总是没完没了地抑郁，但我相信乌云总会飘走的。

6	我遇到了一件结果难料的事情，我一直担心，一直想着这件事。
	→既然已经考完了，再担心也无法改变结果。过去的就让它过去吧，下次考好就是了。
7	我需要依靠比我强大的人，要是那个人不在，我就完了。
	→我原本以为没有在熙，我就真的什么都做不了。但是换了学校后我发现，我一个人完全没问题，有些事情过段时间就会以某种方式得到解决。
8	我过去的伤痛会一直对我的生活造成影响。
	→因为那件事情，我还是不大想见朋友。但比起上学期来说，我的状况不是好多了吗？过段时间一切都会好起来的。
9	无论遇到什么问题，我都应该想出完美的解决方案。如果找不到完美的解决方案，就说明我毫无用处。
	→有没有用处再说吧，我已经尽力了，做到这种程度已经算不错了。
10	朋友不等我就走了、老师批评我，都是因为他们讨厌我。
	→朋友应该很忙。老师可能跟家人吵了一架，心情不好。肯定不是因为我。

　　上面只是我给你提供的一些例子，你可以根据自己的实际情况和想法填写。请保管好自己所写的答案，后面我将告诉你怎样利用这些让你感到舒服的正性自动思维。

记录自动思维，放松身心

　　不同的人有不同的忧虑，它们可能源自朋友、考试成绩、父母等。不管是谁，忧虑过重的话，都很容易习惯性地产生"我是个没用的人"之类的负面想法。这时，就需要你启动正性自动思维来帮助自己保持心情舒适了。

　　当焦虑来袭或者感到不安时，你需要思考是什么想法拂过了你的心头，然后赶紧把内心的想法写在下表中。在那之前，请再阅读一下你在上一节填写的能够让你感到舒适的正性自动思维。抑郁不可能被一下子连根拔起，但反复练习之后，你肯定能逐渐找回那个放松的、心情愉悦的自己。

+ 自动思维记录表 [19] +

事件	初始情绪 （得分）	负性自动思维 （得分）	正性自动思维	最终情绪 （得分）	行为
佳恩取消了同学约会	抑郁（90） 愤怒（20） 不安（60）	①觉得和我一起玩没意思，讨厌我，觉得我很烦（90）	①佳恩应该是太忙了。这是负性自动思维为了欺骗我制造的错觉。要是我放大事情的严重性并为此感到痛苦，最终吃亏的只有我自己	抑郁（50） 愤怒（10） 不安（30） 负性自动思维①（40） 负性自动思维②（30）	和佳恩重新约时间
		②佳恩要是抛弃我，我就完了（70）	②我曾经觉得如果没有在熙，我就完了。但换了学校后我发现，我一个人完全没问题。这次也一样。如果佳恩真的不愿意和我做朋友了，我肯定会感到痛苦，但事情没我想的那么可怕		

事件	初始情绪 （得分）	负性自动思维 （得分）	正性自动思维	最终情绪 （得分）	行为

告诉自己，
抑郁了又如何

现在，按照我的指示做。

1. 不要去想蛇。

刚刚你的脑海里浮现了什么？你做到不想蛇了吗？

2. 想到蛇的时候，你该多难受啊。蛇很吓人，会让你感到
   不安，被蛇咬了甚至可能会死……想起蛇，就会让你非
   常不舒服，所以不要想了。

那么，你做到不想蛇了吗？

1. 直接让自己不想。

2. 通过告诉自己蛇是可怕的动物让自己不想。

上面的这两种方法能让你的脑海中不出现蛇吗？我估计绝大多数人的答案都是：

"不能，这么做反而让我想起蛇！"

越下定决心不去想或者越暗示自己去忘记某个东西或某件事，反而越容易让你想起它。你越告诉自己不能抑郁，反而越容易加重你的抑郁。

克服抑郁并不意味着在脑海里强迫自己不要抑郁或让自己忘记抑郁，当你告诉自己"我可能抑郁了，不过没关系，抑郁了又如何？"时，你反而能放下抑郁、克服抑郁。

就像非洲的羚羊一样。

在非洲草原上，猛扑过来的狮子把羚羊吓了一跳，羚羊纷纷逃之夭夭。其中，两只倒霉的羚羊被狮子逮住，其余羚羊眼睁睁地看着它们成为狮子的腹中之物却无能为力。狮子饱餐一顿后，悄然离开了，剩下的羚羊则继续在草原上悠哉地吃草，仿佛什么都没有发生过。

刚刚差点儿丢了性命的羚羊事后立刻就能若无其事地继续

吃草，是不是很神奇？

按照人类的想法，它们不该内心充满恐惧，担心狮子再次到来，担心自己几分钟后可能会丧命吗？可是它们却平静地吃着草，迅速从刚刚的险境中脱离了出来，这种恢复能力真令人自愧不如。它们可真是心态调整高手。

羚羊不是感受不到恐惧，而是以我们难以想象的速度克服了自己的恐惧心理。羚羊为何能这么快就摆脱自己的负面情绪呢？我们能否从它们身上学到些什么呢？我想，它们的秘诀很可能是：

活在当下。

很多人之所以陷入抑郁的泥潭，就是因为无法活在当下。过去和未来在他们心中不断浮现：

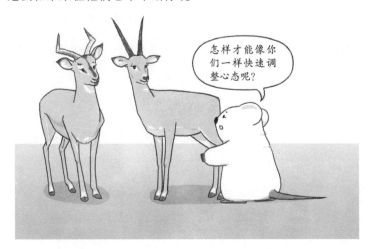

"下周就要考试了……"

"参加社会实践活动时，我会和谁分在一组呢？"

"当时要是不那么做，我现在就不会这么痛苦了……"

你是否也是他们中的一员呢？你要知道，反复吟味过去和思考将来（思维反刍）是引发抑郁症的最大因素。不断对过去的失败、痛苦经历感到后悔、羞愧、自责，不断担心将来可能会发生的事情，都会使你抑郁。对于过去已经发生的事情，你无能为力，无法改变什么，所以会不安、愤怒甚至抑郁。对于将来可能发生的事情，你无法百分百掌控。未来有很多变数，未来是不确定的，所以你越是思考未来，越是感到不安。过于忧虑未来，很可能让你陷入抑郁的泥潭。

而摆脱不安、抑郁等情绪的方法其实很简单，那就是像非洲羚羊一样活在当下。

人们基于"活在当下"这一思想开创了一种治疗抑郁症的全新方法，那就是正念疗法。这种方法操作起来很简单，什么时候都可以进行。你甚至可以什么都不做，只是呼吸。总之，关注你自己。

你还记得自己走路时脚底是什么感觉吗？腿上的哪块肌肉最用力呢？你天天走路，却无法回答上面的问题？这是因为你并没有把精力放在走路上，走路时脑子里想的是考试、朋友、学校等其他各种事情。这么做的你就是活在过去或未来，没有活在当下。走路时、默默看着窗外时，甚至呼吸时，都试着将精力集中于自己的身体吧。这样做看起来没什么用，是吧？不过奇怪的是，当人将精力集中于自己的身体时，抑郁真的会慢慢减少。

据悉，创立于美国马萨诸塞大学医学院的"正念减压治疗"（Mindfulness-Based Stress Reduction）——一种经科学证明有助于缓解抑郁、不安和压力的治疗方法，目前已被全世界超过 1000 家医疗机构和心理咨询机构使用。

接下来，和我一起了解如何在我们的日常生活中实施正念疗法吧。

不安的人活在未来，痛苦的人活在过去。

关注自身，
不被抑郁左右

好，我们先从最简单的方法——调整呼吸和心态开始，即从正念呼吸法逐渐扩展到其他身体活动。所谓的正念疗法，就是让你更好地认识现在、当下的重要性，从而逐渐放松心情，甚至消除抑郁。

正念呼吸法实施起来很简单，就是关注自己的呼吸，意识到自己在呼吸。我为你准备了关注呼吸的指南，一次练习无须花费你很多时间，5～10分钟就够了。除了关注呼吸，你还可以关注自己吃饭时、走路时的感觉，以及在生活中保持正念的其他方法。

关注呼吸（5～10分钟）

（一边做一边听舒缓的音乐，效果更佳。）

- 放松身心。

- 放松肩膀，将精力集中在呼吸上。

- 感受吸气时腹部隆起，呼气时腹部回缩。

- 感受腹内的细微变化。

- 不要憋气，以旁观者的视角观察你的身体正在进行的
  呼吸。

- 了解自己一呼一吸的时长、呼吸的力度、吸气和呼气
  中间的时间间隔。

- 无论外面有什么声音，都不要去仔细分辨，在察觉到
  有声音之后，将它置之不理即可。总之，不要关注外
  部的声音。

- 如果脑海里产生了什么想法，不要勉强自己不去想，
  告诉自己"嗯，原来我有这样的想法"即可。总之，
  不要关注自己的想法。

- 请感觉你站在地上，你的身体在呼吸，你的意识在关
  注着你的呼吸。

怎么样，心情放松点儿了吗？

或许在关注呼吸的过程中，你会想到过去、未来、朋友、家人、作业、考试、游戏等，并被随之而来的情绪侵袭。这时千万不要强迫自己别想了，正确的做法是告诉自己"嗯，原来我有这样的想法"，然后将其放下，重新将注意力集中到呼吸上。重要的是时刻关注当下的感觉。

乍一看，这个练习好像与抑郁没什么关系，但神奇的是，关注呼吸可以大幅缓解人的不安、抑郁，这是目前世界上最受欢迎的治疗抑郁症的方法之一。

熟悉了最基本的正念呼吸法后，你可以尝试进行其他正念疗法的练习。

关注吃东西时的感觉

- 请仔细感受手抓食物、鼻子嗅食物和嘴唇接触食物时的感觉。关注自己的反应，注意唾液的分泌或自己想吃东西时身体的反应。
- 请集中关注食物的口感、舌头的移动、舌头尝到的味道，以及眼睛、鼻子和嘴巴的动作等。

关注走路时的感觉

- 一边走路一边感受脚掌触地后的感觉，以及腿部肌肉是如何收缩和伸展的。

- 感受风拂过皮肤的感觉、下巴的移动、胳膊的晃动等。

- 关注洗澡时水流过身体和香皂接触皮肤的感觉、洗完澡后皮肤的感觉。
- 刷牙时感受牙膏的味道、牙刷接触牙龈的感觉，关注手的动作。
- 心情郁闷的时候，关注自己的皮肤、体温。

现在你已经知道如何通过关注身体来保持正念、放松心情了吧？接下来，我将告诉你如何集中精力感受你的想法和情绪。

- 舒服地坐着或者躺在床上。放松全身，放松肩膀。
- 关注呼吸 1 分钟，将精力集中于腹部随空气的进出而发生的变化。
- 闭上眼睛，放松大脑，任凭脑海中的想法尽情漂荡。
- 想一想过去的经历、刚看的视频、即将到来的考试、愉快的生日派对、空调工作时的声音、鼻子发痒时的感觉，无论是什么想法、什么感觉，都可以。不要分析自己为什么会有这样的想法，也不要评判自己能不能有这样的想法，只需对自己说"嗯，原来我有这样的想法"。

- 随着上述想法而来的可能有抑郁、担心、羞愧、委屈、生气、快乐等情绪。不要分析自己为什么会有这样的情绪，也不要评判自己的这些情绪好不好，只需在察觉到这些情绪之后告诉自己"嗯，我现在有这些情绪"。
- 让思想、情绪尽情放飞。你可能过一会儿就会产生一种想法、一种情绪。没关系，只需意识到自己曾经产生某种想法或情绪，现在这种想法或情绪消失了，另一种想法或情绪出现了即可。
- 不要试图去控制自己的任何想法和情绪，静静地旁观想法和情绪产生和消失即可。你可能会感受到抑郁、不安、羞愧等情绪，任由它们流走吧，你要做的只是意识到情绪的流动。

上述练习可以让你全身心地体验抑郁是如何产生的，接下来我将告诉你如何走出抑郁的迷宫，做自己的主人。

关注当下

第一次尝试正念疗法，比如关注呼吸、关注自己吃东西和走路时的感觉等，可能让你产生这样的想法：

"嗯？看起来很简单，但做起来比想象中的难。"

在实施正念疗法时，你的脑海中可能会出现很多想法，比如：

被朋友戏弄、遭到朋友的背叛、考试考砸了；
朋友的信息尚未回复、期中考试即将到来、高考等。

它们可能不断缠上你，使你无法集中精力。你可能还没有意识到一点，那就是每个人都被有关过去和未来的想法束缚着，只不过程度有所差异而已。我们每个人都可能对过去的经历感到后悔，对未知的未来感到担忧。

抑郁越严重，思考过去和未来的时间就越长，而现在风拂过脸颊的感觉、绿色的树、蓝天上的白云、家人和朋友的笑脸却在脑海中一掠而过。你要明白，错过现在的快乐，执着于无法改变的过去和无法确定的未来，只会浪费你一天的美好时光。当你意识到这一点，并且开始关注当下，慢慢地抑郁就会离你而去。

告诉自己，"我的想法和情绪不能代表我"。

"我不可救药。"这句话是错的。
"我觉得自己不可救药。"这句话是正确的。

也许你现在坚信自己"快要坚持不下去了，要疯了，会一直抑郁下去的"，但要知道，你的这种想法本身是毫无根据的。

告诉自己，"是的，我感觉自己'快要坚持不下去了，要疯了，会一直抑郁下去的'，但我只是产生了这样的想法而已，这个想法本身不能代表什么。"

你的想法、情绪和你自己是不同的存在。你再怎么感觉自己坚持不下去了，也不是真的走到了末路。你再怎么感觉自己要疯了，也不是真的疯了，真正疯了的人是不会说自己疯了的。所以，不要把你的想法、情绪等同于你本人。你产生这些想法都是抑郁在作祟，不要被它控制住，你才是自己的主人。

坚信负面的想法和情绪终将消逝

想法和情绪就像流水一样，终将消逝。某种想法和情绪消逝后留下的空位，会在不知不觉间被另一种想法和情绪填满。

你要知道，即使一些负面的想法和情绪兜兜转转还会回来，但最终它们还是会消逝的，而意识到这一点的你却一如既往地站在原地。即使不安、抑郁等情绪产生后又消失，但感受到这些的你，依然还在原地。

你和你的想法、情绪是不同的存在，你比你想象中的更强大。抑郁最终会消失，但你不会，你会一直待在原地。实施正念疗法，不是要你和抑郁面对面斗争，而是希望你更深切地感受抑郁，并且拥抱抑郁。如若抑郁再次袭来，请笑着对它说：

"嗯，我知道你只是来看看我，看完就快离开吧。"

不因抑郁
而放弃追求幸福

邻居娜美[20]

我刚搬进新家，准备举办派对招待朋友。我把房子装饰得很漂亮，还准备了很多美食。终于到了乔迁宴那天，客人们陆续来了，大家都愉快地一边吃吃喝喝，一边聊着天。还有客人没到。门铃响了，我笑着打开门，可就在门打开的那一刻，我的脸一下子变成了土黄色，原来站在门口的是娜美。她是我的邻居，总是发出"嘤嘤嘤"的烦人的声音，还毫无根据地指责我，偷东西……总之，娜美是个讨厌的家伙。我想赶紧关门，但没有成功，因为娜美用脚卡住了门。

"求求你，快走吧，拜托了。"

"你不让我进去，我就一直站在这儿。"

我只好让娜美进了屋，但把她关在了一个房间里。

"你不能从这个房间里出来。"

说完这句话，我就走出了房间，但娜美竟然紧跟着我出来了。我再次把娜美赶进了房间，并且大声呵斥道：

"不行，你必须待在这个房间里！"

我想重新回到客厅，可是娜美又神不知鬼不觉地站在了我的身后。

在这种情况下，"我"只有两种选择。

1. 强行把娜美关起来，并且在门外守着，放弃派对。

2. 允许娜美到处转悠，我继续享受派对。

遇到这种情况，你会做出什么样的选择呢？我想你很有可能会选第 2 种做法。虽然把娜美放出来会感到很烦，但因为她放弃整个派对也太可惜了。你可以把娜美看作裹挟着你的抑郁。

那么，被抑郁裹挟以后，你该怎么办呢？

1. 我现在很抑郁，如果不能克服抑郁，我就什么都做不了。我要集中全部精力彻底摆脱抑郁，不然我会一直不幸下去。

2. 我虽然很抑郁，但还是要好好生活。

上面的这两种选择和面对娜美时的两种选择相似。抑郁无法完全压制你，它只能或远或近地跟随着你。其实抑郁也很冤枉，难道不是因为你对它太执着，才放弃了应该享受的幸福吗？想一想，你是不是因为过于执着于抑郁而错过了很多应该享受的时光？

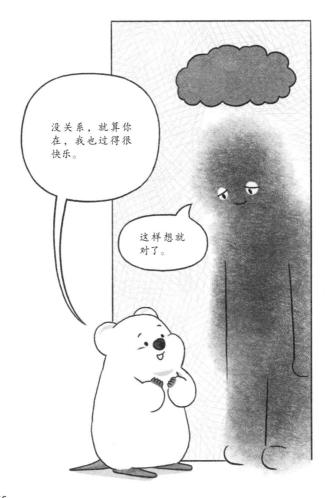

没关系，就算你在，我也过得很快乐。

这样想就对了。

要想获得幸福，
需要练习

/

"没有什么能让我感到幸福。"

"我的思想很消极。"

你如果有上面的想法，恰恰说明你是正常的。

人类的大脑天生比较悲观，它更容易关注坏事。相反，大脑对好事的关注较少。这或许是因为我们的祖先曾经生活在猛兽聚集的草原上，为了生存下去，他们产生了悲观的负性自动思维，久而久之，这种思维被写进了基因。所以，我们天生就会无视生活中的一些"小确幸"。我们需要练习，来抓住这些"小确幸"。

接下来，我将介绍有助于你抓住"小确幸"的两种方法[21]，它们都已经被科学证明可以有效降低人的抑郁水平，增强人的幸福感。

方法1 发现三件幸运的事

思考一下你在过去的一周里遇到了哪些好事或者让你感觉自己运气好的事，从中选择三件。可以在笔记本或手机上记下来，这样效果更佳。不一定非得是大事，简单、琐碎的小事也可以。

翘了补习班的课，但是没被发现。

肚子饿得快晕过去了，发现妈妈正在烤五花肉。

这周补习班的作业很少。

手机掉在了地上，但没有摔坏，甚至一点儿划痕都没有。

这周看了一档电视节目，太好看了，笑得我合不拢嘴。

我发现了一部非常对我胃口的漫画，它让我一整个星期都很开心。

妈妈给我点了炸鸡。

在路上偶然遇到了想见的朋友。

这个周末爸爸妈妈不在家。

学校缩短了每节课的课时。

朋友请我吃了好吃的。

爸爸下班路上给我买了好多冰激凌。

我讲的笑话把朋友们逗得开怀大笑。

我这次考试考得很好。

上面的这些事情是不是很琐碎？生活中到处都是琐碎的事情。每个人每天都会遇到这样的"小确幸"。不管过去的一周过得多么辛苦，你只要稍微留意一下，很容易就能找到三件能让你感受到幸运和幸福的事。找到之后，问自己：

"为什么会发生这些事情呢？"

- 在路上偶然遇到了想见的朋友。
→ 理由：和朋友心有灵犀一点通，肯定是他也想见我，所以我们才偶遇了。

- 我讲的笑话把朋友们逗得开怀大笑。
→ 理由：因为我很幽默。

- 我这次考试考得很好。
→ 理由：因为我平时学习很努力，皇天不负有心人。

当你以自我为中心思考为什么你会遇到这些好事时，你的心情肯定会变好。如果怎么都找不到原因，那么原因肯定就是"我很幸运"。就是这么简单。

最后，时不时拿出笔记本或手机，回味一下自己曾经遇到的令你愉快的事情。你可能会发现自己看着看着就笑了。

	生活中的"小确幸"	理由
1		
2		
3		

方法2　感谢给你依靠的人

在你回忆自己过去的一周里遇到的"小确幸"时，肯定会发现一些你想要感谢的人。

朋友请我吃了好吃的。

肚子饿得快晕过去了，发现妈妈正在烤五花肉。

妈妈给我点了炸鸡。

朋友、家人……你的身边肯定有很多让你感到幸福的人。不管他们是有意为你制造幸福，还是无意间让你感到幸福，都不重要。只要他们曾经让你微笑，这就足够了。向他们表达一下内心的感谢吧。

"妈妈，我好饿，您准备的五花肉真是及时雨，我好幸福啊。谢谢您！"

只在心里表达感谢还不够，最好把自己的心意直接传达给对方。如果无法做到，那么可以把心中感谢的话记在手机或笔记本上。如果你觉得这么做有些麻烦，可以在独自一人的时候大声说出来。这样，内心的温暖可以保留得更久一些。

+ 你想感谢的人 +

1	
2	
3	

发现生活中的"小确幸"和你要感谢的人，整个过程连10分钟都用不到。在一周快要结束的时候花几分钟抓住你的"小确幸"，留住心中的温暖吧。

其实，每天能让你会心一笑的"小确幸"随处可见，只是你对它们视而不见而已。要知道，你感到抑郁不代表你的生活中没有"小确幸"，你没有幸福感的原因可能只是你错过了生活中的"小确幸"。

最后，我想强调一点：并不是彻底摆脱抑郁才能获得幸福，抑郁和幸福可以并存。如果你对抑郁置之不理，将注意力集中于发现生活中的"小确幸"，抑郁的生存空间将越来越小。

做好准备，
笑对再次抑郁

　　抑郁很难彻底消失，它会兜兜转转地来了又去、去了又来。

　　我就有这样的体会。某个阳光明媚的日子，看着天空中缓慢浮动的白云，我心想："哇，今天天气真好，原来我也可以拥有这么好的心情啊！"然而，度过了美好的一天后，第二天，抑郁就没有任何预兆地忽然来袭。我不想去学校，只想躺在床上。又过了好几天，我才摆脱了抑郁。有好多次，抑郁毫无征兆地忽然来袭，打得我措手不及。

　　幸运的是，现在你完全可以避开抑郁的突袭。为什么呢？因为人们已经发现了抑郁到来前的征兆。抑郁主要在下雨天或阴天到来，更准确地说，是在天气寒冷的时候到来。人们花了很长时间才发现了这一规律。掌握了抑郁到来前的征兆，你内心的不安将减少很多。

　　此外，当你产生"○○○在回避我或讨厌我"的想法时，也可能意味着抑郁快要来了。做好"那小子"快要来了的心理准备能够减小抑郁对你造成的打击，因为你可以提前思考应对"那小子"的办法。不过，你的"那小子"可能随时扣动扳机，试着去了解"那小子"扣动扳机的时机吧。掌握时机并做好应对的准备，总比束手无策强。

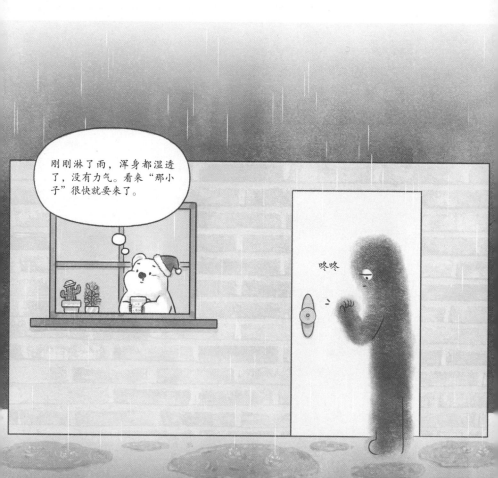

寻找自己的
抑郁发作模式
/

- 回想抑郁突然来袭的某一天的情景。

- 回想那一天发生了什么事情，揣摩可能是什么导致你抑郁发作的。

- 找到端倪后，预测什么时候抑郁可能会再次到来。

- 确认你预测得是否准确。

+ 寻找自己的抑郁发作模式 +

抑郁发作的日期	据此推测触发抑郁发作的因素	做出预测
		（示例）天气突然变冷，抑郁发作。
		1.
		2.
		3.

我的内心，
我自己就可以守护

　　有时候，在你感觉自己快要摆脱抑郁时，它可能又会突然袭来，因此你要时刻做好迎接"那小子"的准备。简单来说，就是提前想好当你感到抑郁时可以做的事情。

　　你知道当抑郁再次来袭时，首先要做什么了吗？对，就是"什么也不做"。当你最痛苦的时候，比如什么也不想做、内心的能量全部耗尽的时候，把一切都放下，什么也不做。作业、考试、朋友……全都靠边站，此时的你需要一直休息到心灵得到恢复。我确信，这个时候，好好休息比其他任何事都重要。

　　那么，当你有了一些力气之后呢？当然是更愉快地休息。休息真的特别重要，它可以从情绪上让你生活得更舒适，引领你的生活朝着更具建设性的、积极的方向发展。怎么休息才算愉快地休息呢？

我来说一下我的方法。每当抑郁来袭、我需要好好休息时，我通常会做的事情有以下几件。

1. 用温水洗澡，躺着听音乐。我推荐的音乐有《花》《都过去了》和《多么美妙的世界》（*What a Wonderful World*）等。
2. 每天睡 9 小时以上。
3. 一边吃加了鸡蛋的方便面，一边看电影（主要看动作片）。
4. 吃芭斯罗缤的杏仁棒棒、摩卡杏仁味冰激凌。
5. 喝咖啡，吃巧克力蛋糕。
6. 一边听舒缓的音乐，一边实施正念疗法。
7. 边听音乐边登山，晚上散步。
8. 边听音乐边在江边骑自行车。
9. 给朋友打电话。
10. 去咖啡厅看一整天漫画。

其中，第 1、2、3 条是我每次抑郁发作时必做的事，其他的我会根据心情来选做。

提前做好应对抑郁来袭的准备，等到抑郁真的来袭时，你就会发现你多么有先见之明了。接下来，列出抑郁来袭时能够让你愉快地休息的事情吧，从最能给你幸福感的事情写起。

+ 应对抑郁来袭的措施 +

1	
2	
3	
4	
5	
6	

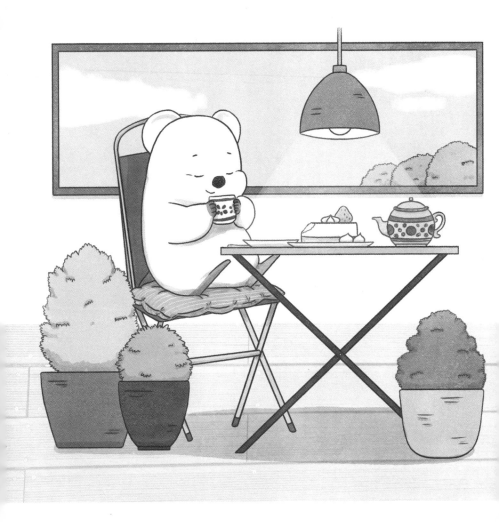

发自内心地
喜欢自己

　　你感到难过，错的不是你，而是不断给你压力的社会和大人。"我为什么会变成这个样子呢？"你可能会产生自我怀疑，并因此感到痛苦。以后，你可能还会因为朋友、成绩、家人而痛苦、抑郁。每当这时，你可能更加讨厌自己，认为自己是个没用的人。

　　但是，无论日子过得多么艰难，这个世界让你多么失望，仍然有一个人可以拯救你。接下来，我想通过英国电视剧《肥瑞的疯狂日记》（*My Mad Fat Diary*）中的一个场景来向你介绍这个人。

　　主人公是一位体重严重超标的 16 岁少女，名叫瑞伊。她没有爸爸，和妈妈相依为命，和朋友的关系很糟糕，学习成绩也很差。她不断指责自己。只要与路人对视，她就会产生幻听，认为别人在说"你很胖，简直像头猪，看着真让人恶心"。对瑞伊来说，交朋友就像蹦极一样，让她感到非常紧张。

所以，瑞伊把自己关在自认为最安全的地方——家里，把门锁上，不停地吃、吃、吃。看着不断变胖的自己，她对自己感到愤怒，甚至动手打自己，用刀把自己割伤。最终，她被内心的抑郁和不安打垮，住进了精神病院。

痛苦得想死的瑞伊找到了心理医生凯斯特。凯斯特想尽办法帮助瑞伊，但是瑞伊完全丧失了活下去的信念，凯斯特根本无法触及瑞伊的内心。因此，他每次得到的回答都是一样的：

"医生，我真的是一个很可怕的人。我总是搞砸一切，包括和家人、朋友的关系。"

接下来，我来向你介绍一段瑞伊和凯斯特之间的对话。[22]看完这段对话，你就能找到那个可以让你得到救赎的人。

"妈妈问我想不想和她好好相处，是不是也要稍微考虑一下她的感受。你知道我是怎么回答的吗？我说'你知道什么呀，我对你毫不关心'。我说的是真心话，妈妈啊什么的，我都懒得关心。我改变不了自己，因为我已经疯了。"

"你没有疯，而且，如果你想成为一个好女儿，你首先必须喜欢自己。"

"我已经努力去喜欢自己了。"

"不，你总是觉得自己是一个很坏的人。你刚刚说到妈妈的时候，还在指责自己。你为了证明'我很可怕'，利用了自己的妈妈和朋友。"

瑞伊瞬间满脸怒色。

"是的，我觉得自己很可怕，但你一连几个月一直在说'要爱自己'，这不是一直重复同样的话嘛！我真是受够了。你根本没有告诉我怎样才能爱上自己。你从来没有告诉我什么时候做什么来爱自己！！"

两人之间保持着沉默。过了一会儿，一直闭着眼睛的凯斯特好像忽然下定了决心，他开口道：

"那就试试吧。"

"什么？"

"不是明天，也不是之后，现在就马上开始。闭上眼睛。"

瑞伊假装无可奈何地闭上了眼睛。

"说一说你现在讨厌什么吧，不要逃避，要诚实地面对自己的内心。"

"你知道吧？我很胖，长得很丑。"

"然后呢？"

"我把一切都搞砸了，和朋友的关系很糟糕，和妈妈的关系也很糟糕。"

"好吧。那么，想一想你是从什么时候开始有这些想法的。

是从几岁开始的？"

"我记不清了，应该是从八九岁开始的。"

"原来这么久以前你就有这样的想法了啊。现在，睁开眼睛吧。从现在开始按照我的指示做。想象一下八岁的自己正坐在那边的沙发上。"

在凯斯特手指指示的位置，坐着一个小女孩，一副什么都无所谓的样子。

"她觉得自己胖、丑、丢人。"

坐在椅子上的小女孩低下了头。

"好，现在你对她说'你好胖'。"

瑞伊不由得瞪大了眼睛。

"对她说'你长得真丑'。"

"不要。"

"不，必须说，必须对那个孩子说。说'你很丢人'，说'你毫无价值'。"

"我不想说。"

"说'你一无是处'。这不就是你对自己说的话吗？每天你不都在这么说自己吗？说你自己'丢人又没用'。"

"……"

"那孩子真的长得很丑吗？"

"不丑。"

"不丑吗？那她胖吗？"

"不！"

瑞伊哭了。

"不胖吗？那她又笨又丢人吗？"

"够了！不要再说了！不，不是的！！"

"……"

"不是的，我都说了不是。"瑞伊呜咽着说道。

过了一会儿，凯斯特又问：

"那你会对那个孩子说些什么？如果她说自己'又胖又没用'，你会怎么回应呢？"

在抬起头来的瑞伊面前，坐着那个一直低着头的小女孩。小女孩偷偷瞄了瑞伊一眼。瑞伊爱怜地看了小女孩好一会儿，终于开口了：

"抬起头来，就保持现状吧，没关系……这样就足够了。"

"这就是你应该对自己说的话。每当你感到害怕和不安的时候，你都该这样安慰自己。"

"……"

"就像你现在哄那个小女孩所说的一样。"

小女孩微微抬起头，瑞伊看着她笑了。

"嗯，没关系，一切都会好起来的。"

小女孩也和瑞伊一样，眼里含着泪。

"告诉自己会没事的。你可以做到，答应我要努力做到……
我保证：做到这一点，你就有勇气应对任何事情了。现在就开始
吧，不是下次，也不是明天，就从现在开始。"

"长得胖，长得丑，很笨，没有用。"

瑞伊总是这样评价自己，因此逐渐变得抑郁，好在她终于
找到了一个能让她得到救赎的人。这个人是谁呢？是凯斯特老
师吗？当然不是。凯斯特老师只是把这个人介绍给了瑞伊而已。
能救瑞伊的人其实就是她自己。现在你知道我要向你介绍谁
了吧。

是的，能够让你得到救赎的人只有你自己。

请喜欢自己，不附加任何条件地喜欢自己。

"我瘦下来之后，成绩提高之后，等父母认同我之后，等
朋友喜欢我之后……我就会变成一个还不错的孩子了。"

当你在"喜欢自己"前面加上一个个条件的那一刻，幸福
感就从你身旁悄悄溜走了。你要肯定自己，要发自内心地觉得
自己还不错。

当你做到不附加任何条件地喜欢自己，在听到别人对你
的负面评价时，你肯定会想："那又怎么样？你能把我怎么

样？"不管别人说什么，你都要热情地、高兴地对自己说：

"没关系，你没有错。你现在就是一个很不错的人。我会一直珍视你。不管发生什么事情，不管别人说什么，我都爱你。"

参考文献

1 이상현·성승연 저, '분노사고와 분노표현에 있어서의 자기-자비의 완충효과', 「한국심리학회지 : 상담 및 심리치료」, Vol.23, 2011, No.1, p93-112.

2 마틴 셀리그만 저, 윤상운·우문식 역, 『마틴 셀리그만의 플로리시』, 물푸레, 2011

3 중앙일보 헬스미디어, '우울증 환자, 자살 생각 왜 하게 되는 걸까', 중앙일보, 2016.06.23

4 Neff, K. D., 'Self-Compassion, Self-Esteem, and Well-Being'. 「Social and Personality Psychology Compass」 5(1), 2011, p1-12.

5 Aaron T. Beck 저, 원호택 외 역, 『우울증의 인지치료』, 학지사, 2001

6 권석만 저, 『현대 심리치료와 상담이론』, 학지사, 2012

7-9 알프레드 아들러 저, 신진철 편역, 『열등감, 어떻게 할 것인가』, 소울메이트, 2015

10 정성훈 저, 『사람을 움직이는 100가지 심리법칙』, 케이앤제이, 2011

11 SBS <궁금한 이야기 Y>에서 방송되었던 신체화 증후군에 관한 이야기

12 틴낫한 저, 『화』, 명진출판, 2002

13 박재항 저, 『마음담금질』, 보민출판사, 2012

14 이민수·이민규 저, '한국우울증척도의 개발', 「신경정신의학」

Vol.42 No.4, 2003, p492-506.

15 박용천 저, '우울증의 비약물학적 치료', 「대한의사협회지」
    Vol.54 No.4, 2011, p376-380 수많은 연구에서 운동의 우울감
    치료 효과를 약물, 상담만큼 우수하게 평가합니다. 그래도 굳이
    효과의 순위를 매겨 보면 약물 > 상담 ≥ 운동이라고 할 수 있습
    니다.

16 신은희 저, '청소년의 수면시간과 우울 및 자살생각과의 관계',
    「대한불안의학회지」 Vol.14 No.1, 2018, p21-27.

17 김신형·박철수·김봉조·이철순·차보석·이동윤·서지영·최재원·안
    인영·이소진 저, 'The Association Between Suicidal Ideation,
    Anxiety, and Sleep Quality Among College Students in a
    City', 「대한수면의 학회지」, Vol.24, No.1, 2017, p55-61.

18 Marjorie E. Weishaar 저, 권석만 역, 『아론 벡 : 인지치료의
    창시자』, 학지사, 2007

19 Aaron T. Beck 저, 원호택 외 역, 『우울증의 인지치료』, 학지
    사, 2001

20 Steven C. Hayes · Spencer Smith 저, 문현미·민병배 역, 『마
    음에서 빠져나와 삶 속으로 들어가라』, 학지사, 2010

21 이 기법들은 아래 연구를 통해 우울감을 낮춰 주는 것으로 검
    증되었습니다. Seligman, M. E. P., Steen, T. A., Park, N., &
    Peterson C., 'Positive psychology in progress. Empirical
    validation of interventions', 「American Psychologist」 60,
    2005, pp. 410-421.

22 <My Mad Fat Diary>의 내용을 바탕으로 이 글의 주제에 맞게
    각색한 대화입니다.